VACINAR, SIM OU NÃO?

CIP-BRASIL. CATALOGAÇÃO NA PUBLICAÇÃO
SINDICATO NACIONAL DOS EDITORES DE LIVROS, RJ

L644v

Levi, Guido Carlos
   Vacinar, sim ou não? : um guia fundamental / Guido Carlos Levi, Monia Levi, Gabriel Oselka. - São Paulo : MG Editores, 2018.
   96 p. : il.

   Inclui bibliografia
   ISBN 978-85-7255-129-8

   1. Vacinas. 2. Vacinação. 3. Imunização. I. Levi, Monia. II. Oselka, Gabriel. III. Título.

17-46279

CDD: 614.47
CDU: 614.47

www.mgeditores.com.br

Compre em lugar de fotocopiar.
Cada real que você dá por um livro recompensa seus autores
e os convida a produzir mais sobre o tema;
incentiva seus editores a encomendar, traduzir e publicar
outras obras sobre o assunto;
e paga aos livreiros por estocar e levar até você livros
para a sua informação e o seu entretenimento.
Cada real que você dá pela fotocópia não autorizada de um livro
financia o crime e ajuda a matar a produção intelectual de seu país.

VACINAR, SIM OU NÃO?

Um guia fundamental

GUIDO CARLOS LEVI
MONICA LEVI
GABRIEL OSELKA

MG EDITORES

VACINAR, SIM OU NÃO?
Um guia fundamental
Copyright © 2018 by Guido Carlos Levi, Monica Levi e Gabriel Oselka
Direitos desta edição adquiridos por Summus Editorial

Editora executiva: **Soraia Bini Cury**
Assistente editorial: **Michelle Neris**
Capa: **Alberto Mateus**
Imagem da capa: **Tomaz Silva – Agência Brasil**
Projeto gráfico e diagramação: **Crayon Editorial**
Impressão: **Sumago Gráfica Editorial**

*Este livro não pretende substituir qualquer tratamento médico.
Quando houver necessidade, procure a orientação
de um profissional especializado.*

MG Editores
Departamento editorial
Rua Itapicuru, 613 – 7º andar
05006-000 – São Paulo – SP
Fone: (11) 3872-3322
Fax: (11) 3872-7476
http://www.mgeditores.com.br
e-mail: mg@mgeditores.com.br

Atendimento ao consumidor
Summus Editorial
Fone: (11) 3865-9890

Vendas por atacado
Fone: (11) 3873-8638
Fax: (11) 3872-7476
e-mail: vendas@summus.com.br

Impresso no Brasil

Para

Laura
Elisa
Tiago
Daniel
Guilherme

Sumário

Introdução 9

1 Histórico 13
2 Os antivacinistas 23
3 Religiões e recusa de vacinas 29
4 Respostas da ciência 39
5 Segurança das vacinas 49
6 Eventos adversos vacinais – Como lidar? 55
7 Vacinação compulsória – Aspectos legislativos e éticos . 61
8 As grandes controvérsias e as consequências da não vacinação para o indivíduo e para a comunidade . . . 73

Considerações finais 91

Introdução

No final do século 20, o Centers for Disease Control and Prevention (CDC), órgão máximo da saúde pública dos Estados Unidos, publicou uma lista das dez maiores conquistas do país no campo da saúde pública entre 1900 e 1999. Em primeiro lugar estavam as imunizações. Conclusão semelhante com certeza seria verificada em qualquer outro país que publicasse esse tipo de avaliação. De fato, ao lado das melhorias sanitárias, em particular a oferta de água tratada, nada trouxe tantos avanços em benefício da saúde humana quanto as vacinas. Estima-se que estas, isoladamente, sejam responsáveis nos últimos dois séculos por um aumento de cerca de 30 anos em nossa expectativa de vida.

E, no entanto, ainda há grupos de médicos e leigos que enchem a mídia, em particular a eletrônica, de informações negativas sobre as vacinas e de veementes apelos contra seu uso. De onde se originam essas informações? Algumas da má-fé (veja, no Capítulo 8, o caso Wakefield), outras de erros científicos, outras de crenças religiosas ou filosóficas e outras, ainda, do simples desconhecimento dos fatos e dos dados abundantemente fornecidos por fontes científicas de seriedade indiscutível e – por que não dizer – pela própria história da humanidade e da medicina em particular.

Será possível que tenhamos saudades dos tempos em que na Europa morriam cerca de 400 mil pessoas por ano devido à varíola? Ou que desconheçamos que essa doença foi responsável pela morte de três milhões de nativos quando de sua introdução pelos espanhóis no Novo Mundo? Sem ir tão longe, na última década do século 19 morreram de varíola no Rio de Janeiro 8.599 indivíduos, em uma época em que a população da cidade era muito menor que a atual. Em São Paulo, o Hospital de Isolamento (hoje Instituto de Infectologia Emílio Ribas) foi construído com grande parte da verba vinda de subscrição pública, tendo sido inaugurado em 1880 justamente devido à terrível epidemia de varíola que assolava o estado. E, indo menos longe ainda, os médicos das gerações mais antigas puderam estudar a doença, ainda na década de 1960, em pavilhões lotados do Emílio Ribas e de outras instituições similares em várias partes do país, verificando assim a frequência com que, na evolução da doença, ocorriam óbitos ou sequelas graves. Hoje, graças ao esforço mundial de vacinação que permitiu a erradicação da varíola da face da Terra, os médicos formados nas últimas décadas só conhecem a doença por meio das ilustrações de livros mais antigos. E os menores de 40 anos não têm nem mesmo a marca da vacinação.

Alguém terá saudades da poliomielite, com seus milhões de casos anuais no mundo, ou das paralisias que acometiam as crianças desafortunadas em que o vírus produzia comprometimento neurológico? Saudades das muletas e dos pulmões de aço? Hoje, graças à vacinação, a poliomielite desapareceu em nosso meio e está quase totalmente erradicada no mundo todo. Isso só ainda não aconteceu em virtude das interrupções de vacinação devidas a contestações político-religiosas contra a vacina oral da poliomielite (VOP/Sabin) em alguns poucos países asiáticos e africanos.

E as epidemias de febre amarela, que, citando o padre Vieira, "deixaram as casas cheias de moribundos, as igrejas de cadáveres e as ruas de tumbas"? Na segunda metade do século 19, no Rio de Janeiro, essa virose causou 58.063 mortes em uma cidade que em 1850 tinha somente 166 mil habitantes! Apesar da importância fundamental das medidas de saneamento, foi por meio da vacinação em massa da população em situação de risco que a febre amarela urbana não tem mais sido vista entre nós desde a década de 1940 e apenas a forma silvestre tem sido observada (em poucos casos anuais) em um país como o nosso – de dimensões continentais e enormes áreas de mata, com grande falha nas medidas de controle da proliferação do mosquito vetor.

Segundo estimativas da Organização Mundial da Saúde (OMS) e do Fundo das Nações Unidas para a Infância (Unicef), no ano 2000 o sarampo teria atingido cerca de 30 a 40 milhões de pessoas no mundo, com 770 mil óbitos. Entre nós, foi sempre a segunda causa de morte por doença infecciosa na população infantil, perdendo apenas para a diarreia. Na década de 1980, ainda tínhamos enfermarias lotadas de crianças com essa doença, com altíssima mortalidade e frequentes sequelas. Hoje, graças à vacinação, a maioria de nossos estudantes de medicina e dos médicos jovens jamais viu um caso sequer.

Além disso, no campo das imunizações, grandes avanços foram obtidos nas últimas décadas contra as meningites bacterianas. A vacina contra o papilomavírus humano (HPV) vem mostrando resultados positivos na prevenção do câncer de colo de útero e também em outras localizações, abrindo assim caminho para o desenvolvimento de novas vacinas contra neoplasias. Recentemente tornou-se disponível uma vacina protetora contra a dengue, responsável por tantos adoecimentos e mortes entre nós e em várias outras regiões do nosso planeta.

Pelo exposto, o leitor já deverá ter percebido que, de nossa parte, não poderá esperar uma abordagem neutra quanto à importância das imunizações. Claro que as vacinas não são totalmente desprovidas de possíveis eventos adversos ou tóxicos, assim como qualquer medicamento ou procedimento médico sempre está e estará sujeito a efeitos indesejáveis. No entanto, os efeitos negativos são muito menores que os benefícios, e em geral de pequena monta e facilmente controláveis.

Mesmo assim, ainda surgem polêmicas que muitas vezes causam prejuízos consideráveis aos programas de vacinação em várias partes do mundo. Quem são os antivacinistas? Que argumentos usam? Em que fontes se baseiam? Que respostas a ciência dá a seu raciocínio? Quais são os aspectos legais e éticos, em outros países e entre nós, ligados à recusa de vacinas?

Consideramos extremamente importante o debate aberto desses temas, e informações e análises a esse respeito é o que tentaremos trazer a seguir neste livro. Se ele aumentar a confiança nas vacinas naqueles que já as utilizam e criar algumas dúvidas naqueles que são contrários, já terá servido ao seu objetivo.

Sugestões de leitura

CENTERS FOR DISEASE CONTROL AND PREVENTION. "Ten great public health achievements, 1900 1999: impact of vaccines universally recommended for children". *JAMA*, v. 281, n. 16, 1999, p. 1482-83.

LEVI, G. C. "Confissão". *Imunizações*, v. 5, 2012, p. 9-10.

MC NEIL, W. H. *Plagues and people*. Garden City: Anchor Press, 1976.

ZINSSER, H. *Rats, lice and history*. Nova York: Black Dog & Leventhal, 1935.

1. Histórico

Devemos ao inglês Edward Jenner o desenvolvimento do primeiro método seguro de vacinação. Após 20 anos de estudos realizando experiências com a varíola bovina, Jenner demonstrou, em 1796, que uma proteção poderia ser obtida com a inoculação de material extraído da lesão pustular humana de varíola bovina (*cowpox*, que hoje sabemos ser causada por um orthopoxvirus bastante próximo do vírus da varíola). Deu ao material o nome de *vaccine*, derivado do termo latino *vacca*, e denominou o processo *vaccination*. Após a imunização bem-sucedida de um menino de 8 anos inoculado, a seguir, com material de pústula de varíola,

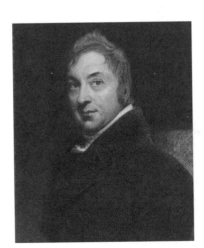 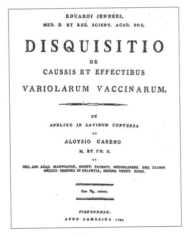

Jenner e o frontispício de seu trabalho

Jenner tentou apresentar seus resultados em conferência para a Royal Society, o que lhe foi negado. Publicou, então, em 1798, seu trabalho à própria custa, com sucesso notável e imediato.

Já na Antiguidade, no entanto, tentou-se a proteção contra a varíola com a inoculação de material obtido pela remoção das cascas das pústulas, a seguir moídas e aplicadas por esfregaço na pele ou por inoculação nas narinas. O método, denominado variolação, não era desprovido de riscos. Como, no entanto, as fatalidades ligadas à sua utilização eram dez vezes menos frequentes que após a infecção natural, seu uso persistiu por séculos. As primeiras descrições a esse respeito vêm da Índia, por volta do ano 1000 da era atual. De lá, o método se espalhou para a China, o Cáucaso, a Turquia e a África, chegando à Inglaterra por intermédio da embaixatriz britânica em Constantinopla, Mary Wortley Montagu.

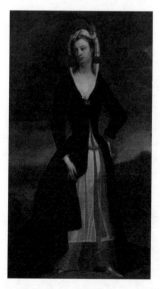

Lady Mary Wortley Montagu

Após o início da utilização da vacina de Jenner, a prática da variolação reduziu progressivamente, embora ainda na segunda metade do século 20 fosse sinalizado seu uso em populações remotas da Etiópia, da África Ocidental, do Afeganistão e do Paquistão.

No final do século 19 foram obtidas algumas novas vacinas. Em 1884, Louis Pasteur desenvolveu a primeira vacina antirrábica, utilizando-a em humanos já no ano seguinte. Três anos depois, o Instituto Pasteur foi inaugurado como centro de prevenção e atendimento à raiva. Em 1896 surgiram vacinas contra cólera e febre tifoide e, no ano seguinte, contra a peste epidêmica. No entanto, somente no início do século 20 foram desenvolvidas vacinas apropriadas para vacinação em massa: difteria, tétano e pertussis (coqueluche) – os quais, combinados, passaram a ser empregados, a partir de 1948, como vacina tríplice bacteriana sob a sigla DTP.

Nessa mesma época surgiu a vacina BCG, contra a tuberculose, e a contra a febre amarela. Já no final da primeira metade do século 20 foram feitas as primeiras tentativas de vacinação contra influenza (gripe) e contra o tifo epidêmico.

No entanto, foi a partir da segunda metade do século 20 que a obtenção de novas e importantes vacinas ganhou impulso. Em 1955, o americano Jonas Salk desenvolveu uma vacina de vírus morto, injetável, extremamente eficaz na prevenção da poliomielite. Logo em seguida, no começo da década de 1960, surgiu a vacina oral da poliomielite – a famosa Sabin, criada pelo polonês naturalizado americano Albert Sabin, cuja facilidade de administração permitiu o início de campanhas em massa de combate à doença.

A partir daí, novas vacinas foram produzidas em grande velocidade. A Tabela 1 traz um resumo cronológico das principais vacinas obtidas a seguir, ainda no século 20.

Tabela 1 – Principais vacinas obtidas nas últimas quatro décadas do século 20

1963	Sarampo
1967	Caxumba
1969	Rubéola
1974	Meningocócica polissacarídica
1977	Pneumocócica polissacarídica 14V
1980	Raiva em cultura de células
1981	Hepatite B derivada de plasma
1981	Pertussis acelular
1985	Hepatite A
1985	*Haemophilus influenzae* tipo B polissacarídica (Hib)
1986	Hepatite B recombinante
1987	*Haemophilus influenzae* tipo B conjugada
1987	Varicela
1989	Febre tifoide – oral
1993	Cólera recombinante
1994	Cólera atenuada
1999	Rotavírus
1999	Meningocócica C conjugada

Sarampo, Caxumba e Rubéola: Combinadas a seguir como SCR (tríplice viral)

Para os não especialistas, expliquemos aqui as diferenças de resposta imunológica obtidas com as vacinas polissacarídicas e as conjugadas.

As vacinas polissacarídicas utilizam como antígeno polissacárides presentes na cápsula da bactéria. Estes são geralmente específicos para o sorogrupo do antígeno empregado. Não geram resposta imune adequada em crianças pequenas (menores de 2 anos), e mesmo nas crianças maiores e nos adultos fornecem proteção de duração limitada por não serem capazes de induzir memória imunológica. Já nas vacinas conjugadas os antígenos polissacarídeos estão ligados a proteínas. Produzem resposta adequada mesmo em lactentes jovens, já a partir dos primeiros meses de vida, com níveis elevados de anticorpos e proteção mais duradoura.

O século 21, embora ainda jovem, já trouxe uma série de novos progressos na área da imunização, como mostra a Tabela 2.

Tabela 2 – Vacinas que entraram em uso no século 21

2000	Pneumocócica conjugada 7-valente
2003	Influenza para uso intranasal
2005	Meningocócica polissacarídica A, C, W, Y
2006	Novas vacinas rotavírus atenuadas
2006	Herpes zóster
2006	HPV
2008	Pneumocócica conjugada 10-valente
2008	Tetravalente viral – sarampo, caxumba, rubéola, varicela
2009	*Influenza* H1N1 pandêmica
2010	Pneumocócica conjugada 13-valente
2011	Meningocócica conjugada A, C, W, Y
2014	*Influenza* quadrivalente
2015	Meningocócica B
2016	Dengue

Seria útil aqui apresentar os calendários vacinais atuais para prematuros, crianças, adolescentes, adultos (homens e mulheres), idosos, gestantes, viajantes, profissionais de saúde e trabalhadores com risco aumentado de contaminação. No entanto, trata-se de um material muito extenso, que foge às finalidades desta publicação.

Optamos, assim, por apresentar como exemplo, ao final do capítulo, o calendário 2017/2018 de vacinação infantil da Sociedade Brasileira de Imunizações (SBIm).

Para os interessados nos demais calendários, bem como para informações sobre as características das vacinas que os compõem, indicamos o site da Sociedade Brasileira de Imunizações: www.sbim.org.br.

Encontra-se também em estudo uma série de novas vacinas. Podemos especular que as primeiras a ser disponibilizadas serão as da hepatite E, malária, zika, chikungunya e norovírus. Num período mais distante, vislumbramos no horizonte vacinas contra herpes simples, citomegalovirose, *H. influenzae* não tipável e vírus sincicial respiratório. Numa época posterior talvez venhamos a ter agentes imunizantes para esquistossomose, doença de Chagas, HIV, hepatite C e estreptococo grupo A. Também estão em estudo vacinas contra doenças para as quais já existem imunizantes, porém com promessa de maior benefício. Entre estas podemos esperar vacinas mais efetivas para a tuberculose e o herpes zoster e mais abrangentes contra o meningococo B, além da pneumocócica com maior número de anticorpos. Novos adjuvantes estão sendo desenvolvidos para, em associações com antígenos vacinais, aumentar sua imunogenicidade. Por fim, no futuro viremos a dispor de vacinas terapêuticas, tendo como alvo doenças neoplásicas, patologias autoimunes e diabetes.

Sugestões de leitura

FENNER, F.; HENDERSON, H.; ARITA, I. *Smallpox and its eradication*. Genebra: OMS, 1988.

LEVI, G. C.; KALLAS, E. G. "Varíola, sua prevenção vacinal e ameaça como agente de bioterrorismo". *Revista da Associação Médica Brasileira*, v. 48, n. 4, 2002, p. 357-62.

SILVA, L. J. "Vacinas de uso restrito ou em desuso. III Varíola". *Imunizações*, v. 4, 2000, p. 13-19.

SOCIEDADE BRASILEIRA DE IMUNIZAÇÕES. Calendário 2017/2018 de vacinação infantil. Disponível em: <http://www.sbim.org.br>. Acesso em: 7 nov. 2017.

Quadro 1 – Calendário 2017/2018 de vacinação infantil da SBIm

VACINAS	DO NASCIMENTO AOS 2 ANOS DE IDADE									
	Ao nascer	1 mês	2 meses	3 meses	4 meses	5 meses	6 meses	7 meses	8 meses	9 meses
BCG ID[1]	Dose única									
Hepatite B[2]	1ª dose		2ª dose				3ª dose			
Tríplice bacteriana (DTPw ou DTPa)[3]			1ª dose		2ª dose		3ª dose			
Haemophilus influenzae b[4]			1ª dose		2ª dose		3ª dose			
Poliomielite (vírus inativados)[5]			1ª dose		2ª dose		3ª dose			
Rotavírus[6]			Duas ou três doses, dependendo da vacina utilizada							
Pneumocócica conjugada[7]			1ª dose		2ª dose		3ª dose			
Meningocócicas conjugadas[8]				Duas ou três doses, dependendo da vacina utilizada						
Meningocócica B[9]				1ª dose		2ª dose		3ª dose		
Influenza (gripe)[10]										
Poliomielite oral (vírus vivos atenuados)[5]										
Febre amarela[11]										Dose única
Hepatite A[12]										
Tríplice viral (sarampo, caxumba e rubéola)[13,15]										
Varicela (catapora)[14,15]										
HPV[16]										
Vacina tríplice bacteriana acelular do tipo adulto (dTpa)										
Dengue[17]										

VACINAR, SIM OU NÃO?

| DOS 2 AOS 10 ANOS ||||||||| DISPONIBILIZAÇÃO DAS VACINAS ||
12 meses	15 meses	18 meses	24 meses	4 anos	5 anos	6 anos	9 anos	10 anos	Gratuitas nas UBS*	Clínicas privadas de vacinação
									SIM	SIM
									SIM	SIM
	REFORÇO				REFORÇO				DTPw	DTPa e dTpa
	REFORÇO								SIM, para as três primeiras doses	SIM
		REFORÇO			REFORÇO				SIM, VIP para as três primeiras doses e VOP nas doses de reforços e campanhas para crianças de 1 a 4 anos	SIM, somente nas apresentações combinadas com DTPa e dTpa
									SIM, vacina monovalente	SIM, vacina monovalente e pentavalente
REFORÇO									SIM, VPC10 para menores de 5 anos	SIM, VPC10 e VPC13
MenACWY						MenACWY			SIM, menC para menores de 5 anos	SIM, menC e menACWY
REFORÇO									NÃO	SIM
Dose anual. Duas doses na primovacinação antes dos 9 anos de idade									SIM, 3V para menores de 5 anos e grupos de risco	SIM, 3V e 4V
DIAS NACIONAIS DE VACINAÇÃO									SIM	NÃO
									SIM	SIM
1ª dose		2ª dose							SIM, dose única aos 15 meses (até menores de 5 anos)	SIM
1ª dose		2ª dose							SIM	SIM
1ª dose		2ª dose							SIM, dose única aos 15 meses (até menores de 5 anos)	SIM
						Três doses			SIM, HPV4 - 2 doses para meninas de 9 a 14 anos e meninos de 11 a 14 anos	SIM
					REFORÇO				NÃO	SIM
						Três doses			NÃO	SIM

* UBS – Unidades Básicas de Saúde

2. Os antivacinistas

Chegamos aqui ao cerne deste nosso livro: conhecer os grupos que são contrários às imunizações, bem como seus argumentos e suas propostas.

De início, vejamos as principais causas de recusa de vacinação por indivíduos, familiares ou responsáveis:

> motivos filosóficos;
> motivos religiosos;
> medo de reações adversas;
> orientação médica.

Já médicos e outros profissionais de saúde não indicam vacinas por motivos filosóficos, religiosos ou científicos – e também por displicência, descuido ou ignorância. No primeiro caso enquadram-se os médicos radicais, contrários a todas as imunizações, e também os seletivos, contrários a algumas delas.

Os argumentos religiosos ou filosóficos dos radicais serão analisados mais tarde, junto com os mesmos argumentos utilizados pelos leigos. Os científicos serão vistos a seguir, por meio da análise dos motivos alegados pelos médicos seletivos. Estes podem ser contrários a determinadas vacinas ou aos esquemas vacinais hoje empregados. Seus argumentos são os seguintes:

> superioridade da imunidade natural, produzida pela própria doença;
> indução de autoimunidade pelas vacinas;
> sobrecarga antigênica pelos atuais esquemas vacinais.

Tais argumentos estão bem sintetizados na obra *The vaccine book: making the right decision for your child* (2007), de autoria do dr. Robert Sears, que por muitos anos foi um dos livros mais vendidos nos Estados Unidos. Em resumo, as propostas dos seletivos contrários aos atuais esquemas vacinais são de retardar o início da vacinação até que o sistema imune esteja mais maduro, separar as vacinas, inoculando somente produtos isolados, e aumentar o espaço de tempo entre as imunizações.

Já a opção de não vacinar por parte de pais ou responsáveis ocorre por displicência ou descuido – o que pode ser interpretado como maus-tratos, obrigando em tese o profissional que toma conhecimento da situação a fazer denúncia ao Conselho Tutelar –, ou por convicção própria, pelos motivos já expostos.

Vejamos a seguir os principais grupos não religiosos contrários às imunizações:

> quiropráticos;
> homeopatas;
> naturopatas;
> antroposóficos.

A quiropraxia é uma profissão que se dedica ao diagnóstico, ao tratamento e à prevenção das disfunções mecânicas no sistema neuromusculoesquelético, com grande ênfase no tratamento manual (basicamente manipulação e ajustamento). No Brasil, está em processo de regulamentação, existindo dois cursos universitários de quiropraxia reconhecidos pelo Ministério de Educação e Cultura (MEC).

Daniel David Palmer, fundador da quiropraxia, assim se manifestou sobre a vacinação: "É o máximo do absurdo tentar proteger qualquer pessoa da varíola ou de qualquer outra doença inoculando-a com um sujo veneno animal".

Dados recentes mostram que em 1995, nos Estados Unidos, ainda um terço dos quiropráticos não acreditava nas provas científicas de que a vacinação previne doenças. Em enquete em 2002, realizada no estado de Alberta (Canadá), verificou-se que o número dos quiropráticos contrários às vacinas era praticamente idêntico ao dos que eram a favor.

Entre os homeopatas há uma clara divisão entre os favoráveis e os contrários às vacinas. Nenhum dos autores clássicos de matéria médica homeopática se contrapôs à vacinação. O próprio Hahnemann, pai da especialidade, assim se manifestou: "Esta parece ser a razão deste fato benéfico notável: desde a distribuição geral da vacina de Jenner, a varíola no homem nunca mais apareceu de forma tão epidêmica quanto há 40 ou 50 anos, quando uma cidade atingida perdia pelo menos metade e muitas vezes três quartos de sua população infantil em virtude dessa peste".

No entanto, em meados do século 20 surgiu o conceito de "vacinose", atribuído a uma série de doenças agudas e crônicas de naturezas alérgica e reumatológica e a outras que, segundo alguns autores, teriam sido desencadeadas depois do recebimento de vacinas. Segundo Brito (1997), que é homeopata, até o momento nenhum trabalho da literatura homeopática foi publicado utilizando critérios objetivos de observação clínica sistematizada. Ele considera, portanto, injustificável contraindicar a vacinação com base nessa conjectura. Outra autora homeopática, Kossak-Romanach, também considera a não vacinação incoerente. Segundo ela, com a imunização da grande maioria da comunidade, o não vacinado terá o privilégio de ver seu risco de adoecimento reduzir-se sobremaneira pelo alto grau de imunidade coletiva – o que diminuiria a probabilidade de o agente infeccioso entrar em contato com o pequeno número de não imunizados.

Mesmo assim, em estudos recentemente publicados, verificou-se que na Áustria só 28% dos homeopatas registrados consideram a vacinação importante, enquanto em Sydney (Austrália) 83% deles não recomendam vacinas. No entanto, a Sociedade Brasileira de Homeopatia tem se manifestado integralmente favorável ao programa brasileiro de imunizações.

Quanto à antroposofia e à naturopatia, segundo nossa experiência, existem os que indicam todas as vacinas, alguns que se comportam como seletivos e outros contrários a todas as imunizações. Em surto recente de sarampo em um bairro de São Paulo, surgido de um caso importado trazido por viajante, alguns dos acometidos eram crianças com pais e/ou pediatras antroposóficos – e, portanto, não vacinados. Foram necessários grandes esforços dos profissionais do Centro de Vigilância Epidemiológica do Estado de São Paulo (CVE) para impedir que o surto tomasse proporções maiores.

Sugestões de leitura

Brito, G. S. "Vacinar ou adoecer... a quem cabe esta decisão?" *Imunizações*, v. 1, 1997, p. 46-54.

Busse, J. W. et al. "Chiropractic antivaccination arguments". *Journal of Manipulative Physiological Therapeutics*, v. 28, n. 5, 2005, p. 367-73.

Campbell, J. B. et al. "Chiropractors and vaccination: a historical perspective". *Pediatrics*, v. 105, n. 4, abr. 2000.

Ernst, E. "Rise in popularity of complementary and alternative medicine: reasons and consequences for vaccination". *Vaccine*, v. 20, sup. 1, 15 out. 2001, p. 89-93.

Hahnemann, S. *Exposição da doutrina homeopática ou organon da arte de curar*. 5 ed. bras. São Paulo: GEHSP "Benoit Mure", 2013.

Hindle, R. C. "Immunization and homeopathy" *New Zealand Medical Journal*, v. 104, 1991, p. 174.

Isbell, W. "Immunisation and homeopathy". *New Zealand Medical Journal*, v. 104, 1991, p. 237.

Kossak-Romanach, A. "A incoerência da não vacinação". In: *Homeopatia em 1000 conceitos*. São Paulo: Elcid, 1987.

Russel, M. L. et al. "Beliefs and behaviors: understanding chiropractors and immunization". *Vaccine*, v. 23, 2004, p. 372-79.

3. Religiões e recusa de vacinas

ARGUMENTOS RELIGIOSOS CONTRA inoculações precedem a própria existência da vacina de Jenner. Por exemplo, em um sermão de 1722, intitulado "A perigosa e pecaminosa prática da inoculação", o teólogo inglês Edmund Mossey argumentou que "doenças são enviadas por Deus para punir pecados, sendo qualquer tentativa de prevenir a varíola por inoculação uma operação diabólica". Os primeiros casos de recusa da vacina da varíola ocorreram entre os quakers, na Inglaterra, e entre os batistas, na Suécia, com o argumento de que "se Deus decretou que alguém deve morrer de varíola, seria um pecado modificar, pela vacinação, o desejo d'Ele".

Em 1865, dois anos após a vacinação antivariólica tornar-se compulsória na Inglaterra e no País de Gales, uma grande manifestação popular ocorrida em Leicester reuniu cerca de 20 mil pessoas em protesto contra a vacinação. Fenômeno similar ocorreu em vários outros lugares, inclusive no Brasil – em 1904, no Rio de Janeiro, tivemos a chamada Revolta da Vacina. Ali, por exemplo, a revolta foi mais contra a violência da implantação do que contra a vacina em si. Assim, essas manifestações não podem ser consideradas de fundo basicamente religioso. Ao contrário, elementos políticos e sociais tiveram papel de destaque nesses acontecimentos.

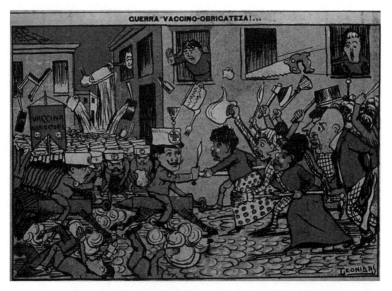

Oswaldo Cruz, "o Napoleão de seringa e lanceta".
O Malho, 29/10/1904; charge de Leônidas Freire.

Nas últimas décadas, vários surtos de doenças preveníveis por vacinação (como hepatite A, sarampo, caxumba, coqueluche, poliomielite e rubéola) ocorreram em escolas, comunidades e congregações religiosas que apresentavam baixa cobertura vacinal para essas doenças.

Discutiremos, a seguir, possíveis motivações religiosas para essa baixa cobertura. Como veremos, recusa vacinal baseada em argumentos religiosos em geral não encontra respaldo canônico.

Cristianismo

A MAIORIA DAS DENOMINAÇÕES cristãs não se opõe às imunizações. Algumas situações especiais merecem elaboração.

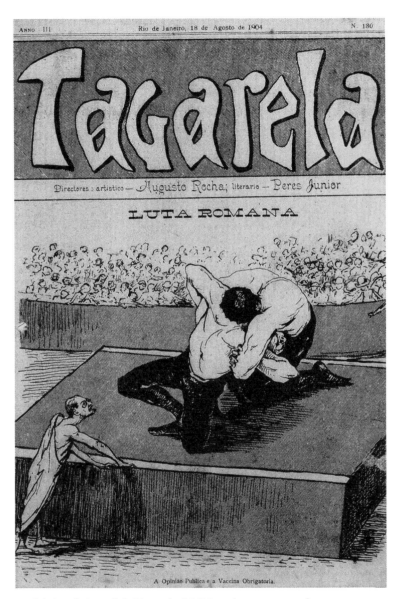

Página do jornal O Tagarela (18/8/1904) mostra uma luta romana entre a opinião pública e a vacinação obrigatória

Os católicos, em vista da conhecida posição da Igreja em relação ao aborto, manifestaram, no passado, preocupação quanto ao fato de algumas vacinas contra vírus utilizarem, em seu processo de produção, material originário de abortamentos não espontâneos. De fato, algumas dessas vacinas (como varicela, hepatite A, poliovírus inativada e raiva) advêm do crescimento dos respectivos vírus em cultura de células de embriões, obtidas de fetos abortados; essas linhagens celulares só são utilizadas para o crescimento dos vírus, não aparecendo na formulação final. Situação semelhante existe para uma das vacinas contra rubéola mais utilizadas em todo o mundo. A cepa vacinal (atenuada – RA27/3) teve origem em tecido fetal obtido de aborto terapêutico, de uma mãe infectada com o vírus selvagem da rubéola.

A posição oficial da Igreja Católica é a de que, como os abortos, nos casos referidos, não tinham como objetivo a produção de células para cultura ou isolamento de vírus para posterior atenuação, a utilização de vacinas que daí se originam

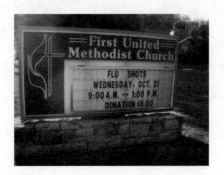

Fachada de igreja nos Estados Unidos conclama os fiéis a se vacinar no próprio templo

não caracteriza cumplicidade na realização dos abortos, sendo moralmente aceitável. Entretanto, a Igreja estimula pesquisa de vacinas alternativas.

A grande maioria dos evangélicos tradicionais não só se mostra favorável às imunizações como colabora com sua difusão e aplicação.

Os quakers mostram-se firmemente favoráveis às imunizações, e no caso da Igreja de Jesus Cristo dos Santos dos Últimos Dias (mórmons) a vacinação faz parte de seu programa de ajuda humanitária. Os metodistas, apesar do apoio às imunizações, em sua Conferência Geral, ocorrida em 2008, opuseram-se ao uso de mercúrio sob qualquer forma, inclusive timerosal, em qualquer medicamento – vacinas aí incluídas. Tal atitude, obviamente, foi motivada pelo temor de reações adversas que poderiam derivar do uso do mercúrio, não tendo nenhuma implicação religiosa.

Entre os menonitas (amish), a imunização não é proibida pela doutrina, mas a aceitação varia muito, com nítida divisão entre os praticantes em geral e os grupos mais conservadores, pelo menos nos Estados Unidos. Ali, a taxa de imunização (década de 1980) entre os primeiros era de 62% e entre os últimos, de apenas 6% – ao que parece, mais por receio de reações adversas e pela compreensão limitada da importância das doenças imunopreveníveis.

Para as Testemunhas de Jeová, atualmente a imunização por meio de vacinas e o uso de soros são "algo que o indivíduo deve encarar e decidir por si próprio". O mesmo vale para a imunoglobulina anti-Rh para a profilaxia da incompatibilidade sanguínea materno-fetal. Essa é, desde 1952, a posição explícita da Sociedade

Torre de Vigia, grupo responsável pelas atividades mundiais das Testemunhas de Jeová.

Islamismo

OPOSIÇÃO A CAMPANHAS PÚBLICAS de imunização contra a poliomielite, com grande repercussão e graves consequências, ocorreu recentemente em comunidades mulçumanas na Nigéria, no Paquistão e no Afeganistão – os três únicos países do mundo onde a doença continua endêmica. Embora essa oposição (e as baixas coberturas vacinais resultantes) tenha se originado de fátuas – pronunciamentos legais islâmicos emitidos por especialistas em leis religiosas sobre assuntos específicos –, o que aparentemente lhes dava motivação religiosa, tais fátuas justificavam a chamada à não imunização, atribuindo à vacina papel na disseminação da aids e em programas de esterilização da população.

Em resposta, vários líderes religiosos mulçumanos emitiram fátuas e declarações públicas salientando que a imunização é coerente com os princípios do Islã. Aliás, em muitos países com grande predomínio de muçulmanos as coberturas vacinais são muito elevadas.

Judaísmo

EXCLUINDO ALGUMAS SEITAS ULTRAORTODOXAS, pouco expressivas numericamente, a aceitação de vacinas é a regra entre os judeus. A importância atribuída a elas fica clara no fato de líderes religiosos liberarem as pessoas de algumas restrições às atividades aos sábados (sendo o respeito ao descanso nesse dia um dos pilares da religião judaica) quando isso for necessário em situações nas quais a disponibilidade de vacinas é intermitente.

Embora não se trate de uma religião, parece-nos importante uma referência à antroposofia. Trata-se de uma escola de pensamento ou filosofia esotérica desenvolvida por Rudolf Steiner. Conceitos dessa escola são aplicados a várias áreas, como educação (escolas Waldorf) e medicina (medicina antroposófica).

Alguns médicos dessa linha de atuação, na Europa e também no Brasil, afirmam que infecções em crianças são um passo necessário, e positivo, para a boa saúde, pois aumentam a proteção contra várias doenças, como câncer e atopias (tendência a alergias), o que justificaria sua oposição a vacinas. Essa posição, que seria inclusive estimulada nas escolas Waldorf, não é unânime. Há alguns anos (2001), o European Council for Steiner Waldorf Education declarou:

> Queremos afirmar, inequivocamente, que oposição à imunização *per se*, ou resistência a estratégias nacionais para imunização pediátrica em geral, não faz parte de nossos objetivos educacionais. Acreditamos que vacinar ou não uma criança contra doenças transmissíveis deve ser uma escolha dos pais.

Entretanto, surtos de doenças imunopreveníveis, sobretudo sarampo, têm ocorrido em escolas da linha Waldorf na Europa. Em alguns desses surtos de sarampo, mais de 90% das crianças não tinham sido vacinadas.

Em recente e excelente revisão sobre a possível influência das religiões na aceitação maior ou menor das vacinas, Grabenstein (2013) apresenta uma de suas conclusões:

> [A] revisão encontrou poucas bases canônicas para a queda na aceitação das imunizações [...] Nessa linha, casos de recusa pessoal que são de fato de natureza teológica mostram-se relativamente raros, podendo a maioria deles ser mais bem definida como filosófica ou simplesmente como uma escolha pessoal. Para vários grupos religiosos, a recusa de imunização é mais de natureza tradicional ou social que um preceito religioso fundamental [...] [a] maior parte das objeções identificadas nesta pesquisa reflete preocupações quanto à segurança das vacinas, e não questões teológicas [...]

Entendemos que essa é, também, a situação atual no Brasil.

Sugestões de leitura

ERNST, E. "Anthroposophy. A risk factor for noncompliance with measles immunization". *Pediatric Infectious Diseases Journal*, v. 30, 2011, p. 189-90.

EUROPEAN COUNCIL FOR STEINER WALDORF EDUCATION. "Statement of ECSWE on the Question of Vaccination". Copenhague: ECSWE, 2001. Disponível em: <http://www.ecswe.net/downloads/statements/ecswe_vaccinationstatement.pdf>. Acesso em: 8 nov. 2017.

GRABENSTEIN, J. D. "What the world religions teach, applied to vaccines and immunoglobulins". *Vaccine*, v. 31, 2013, p. 2011-13.

MEADE, T. "Living worse and costing more: resistance and riot in Rio de Janeiro, 1890-1917". *Journal of Latin American Studies*, v. 21, 1989, p. 241-66.

PONTIFICAL ACADEMY FOR LIFE. "Moral reflections on vaccines prepared from cells derived from aborted human fetuses". *Medicina e Morale*, 2005.

SHAW, D. M. *et al.* "Rawls and religious paternalism". *The Journal of Medicine and Philosophy*, v. 37, 2012, p. 373-86.

THOMAS, E. G. "The old poor law and medicine". *Medical History*, v. 24, 1980, p. 1-19.

WHITE, A. D. *Theological opposition to inoculation, vaccination and the use of anesthetics – A history of the warfare of science with theology in Christendom.* Nova York: Appleton, 1986.

WOMBWELL, E. *et al.* "Religious barriers to measles vaccination". *Journal of Community Health*, v. 40, 2015, p. 597-604.

4. Respostas da ciência

O ARGUMENTO DE que a imunidade natural produzida pela própria doença é superior àquela produzida pela vacina é bastante fácil de refutar. Em primeiro lugar vem o risco inerente à aquisição das doenças. Quem em sã consciência haveria de correr o risco de ver seu filho vitimado por meningite, pólio, difteria, sarampo, coqueluche ou outras doenças potencialmente muito graves – senão fatais – para ter uma imunidade mais prolongada? Quem o faria sabendo que essas enfermidades poderiam ser evitadas por uma simples vacina?

Em segundo lugar, a grande maioria das vacinas atuais produz imunidade duradoura e eficiente. Em alguns casos, os níveis de anticorpos são até mais elevados que os produzidos pela doença, como acontece, por exemplo, com a vacina HPV. Em outros casos, como varicela, sarampo, caxumba e coqueluche, realmente a imunidade após a primeira dose da vacina pode ser mais baixa e transitória que após a infecção natural. No entanto, os esquemas vacinais atuais preveem, para esse tipo de vacinas, repetição suficiente para reduzir a taxas muito baixas as falhas primárias – quando não há resposta imunológica após sua administração – ou secundárias – quando a proteção cai com o tempo, necessitando de um reforço para reavivá-la.

Quanto à indução de autoimunidade pelas vacinas, trata-se de uma suposição teórica que não encontra nenhum respaldo na prática. Após a utilização, ao longo dos anos, de centenas de milhões de doses de vacinas diversas, não há nenhuma observação bem embasada de que esse fenômeno possa de fato ocorrer.

Já a dúvida quanto à possibilidade de sobrecarga imunológica com os atuais esquemas vacinais exige uma análise mais extensa e aprofundada.

Vejamos, de início, os argumentos dos que defendem esse ponto de vista. Como vimos, um de seus maiores defensores é o dr. Robert Sears, cujo livro sobre o assunto conquistou enorme popularidade, tendo permanecido por longo tempo na lista dos mais vendidos nos Estados Unidos. Sears sugere que nos atuais esquemas vacinais existe uma sobrecarga imunológica na administração combinada ou simultânea de vacinas, agravada por excesso de alumínio, albumina purificada de sangue humano e timerosal. Propõe, então, um esquema alternativo, o "Dr. Bob's alternative vaccine schedule", em que as vacinas seriam retardadas, separadas e espaçadas. Para tanto, as inoculações de produtos isolados ocorreriam nos meses de vida 2 a 7, 9, 12, 15, 18, 21 e 24 e aos 1, 2, 3, 4, 5 e 6 anos.

Não cabe aqui aprofundar os erros científicos desses argumentos. Basta citar que hoje em dia timerosal é encontrado somente em frascos de múltiplas doses, e que o estudo de Thompson *et al.* (2007), referente a mais de mil crianças acompanhadas, não encontrou nenhuma diferença neurológica, psicológica ou de desenvolvimento nas que receberam maior quantidade de mercúrio.

Quanto ao alumínio, Sears refere que na vacinação aos 2 meses são administrados de 295 a 1.225 microgramas (mcg), sem recordar que com 6 meses de idade uma criança terá ingerido em média 6.700 mcg no leite materno ou 37.800 mcg em fórmulas à base de leite de soja.

Ao afirmar que a tríplice viral contém albumina purificada derivada de sangue humano, ele revela desconhecer que esse produto é obtido por cultura de tecidos e não de sangue humano.

Quanto à praticidade desse esquema vacinal alternativo, é óbvio que as 19 visitas necessárias ao cumprimento da proposta (isso no ano 2007, antes da incorporação recente de novos agentes imunizantes), além de contribuir para baixar as taxas de vacinação dos esquemas atuais, provavelmente levarão ao adoecimento por doenças preveníveis por imunização de crianças no aguardo de receber o agente imunizante.

No entanto, apesar de todas essas evidentes falhas nas informações científicas, a aceitação por grande número de pais desse tipo de argumento reflete a real preocupação com o número de agentes imunizantes e injeções que uma criança recebe hoje em seu esquema vacinal. Até os 2 anos de idade, terão sido aplicadas mais de 20 injeções contendo mais de 30 vacinas diferentes; a diferença numérica se deve ao fato de que felizmente várias dessas vacinas podem ser combinadas em uma única injeção. Daí o conselho de certos grupos antivacinistas de adiar o início das imunizações para quando o sistema imunológico da criança estiver "mais maduro" para recebê-lo.

Esse conceito de "sobrecarga antigênica" pressuporia que seres humanos, sobretudo os de mais baixa idade, seriam incapazes de responder eficazmente e com segurança ao grande número de antígenos vacinais administrados, levando a uma "cascata imunológica" que produziria prejuízos para a saúde dos vacinados.

Vejamos que respostas a ciência traz para essas alegações.

O sistema imune do neonato

OS RECÉM-NASCIDOS DESENVOLVEM A capacidade de responder a antígenos estranhos a seu organismo mesmo antes do nascimento. Linfócitos B e T (importantes células de defesa do organismo) aparecem já com 14 semanas de gestação e apresentam enorme variedade de receptores antígeno-específicos. Além disso, como poucos desses antígenos estão presentes na vida intrauterina, no momento do parto as células do sistema imune ainda são primariamente *naïve*. Ressalte-se, também, que a imunidade transferida pelos anticorpos maternos, e até mesmo pela amamentação, tem duração mais curta e oferece proteção mais limitada que aquela obtida por resposta imune ativa.

Imunidade ativa

OS RECÉM-NASCIDOS SÃO CAPAZES de produzir respostas humorais e celulares aos patógenos já por ocasião do nascimento. Em poucas horas, o trato gastrintestinal do neonato já estará extremamente colonizado por bactérias, cujos antígenos excedem muito, em quantidade e variedade, a carga antigênica trazida pelas vacinas.

Capacidade de resposta imune a múltiplas vacinas simultaneamente

Para comprovar essa capacidade, basta analisar os dados referentes à série primária de imunizações do Programa Nacional de Imunizações (PNI). Entre os 2 e os 6 meses de idade, a criança recebe as seguintes vacinas: DTP ou DTPa (tríplice acelular), hepatite B, pólio inativada, Rotavírus, Hib e agora também vacinas conjugadas para pneumococo e meningococo C. Mais de 90% das crianças desenvolvem respostas adequadas a esses agentes. Ressalte-se, também, que as vacinas conjugadas induzem em geral resposta imune superior àquela encontrada após a infecção natural. Além disso, está comprovado que as vacinas em combinação ou associação produzem respostas imunes comparáveis àquelas produzidas quando administradas de forma isolada.

Alguns exemplos:

> tríplice viral e varicela;
> tríplice viral, DTP e VOP (poliomielite oral);
> hepatite B, DT e VOP;
> influenza e pneumococo;
> tríplice viral, DTP – Hib e varicela;
> tríplice viral e Hib;
> DTP e Hib.

As vacinas sobrecarregam o sistema imunológico?

Estudos sobre a diversidade de receptores antigênicos comprovam que o sistema imune de crianças pequenas é capaz de responder a um número elevadíssimo de antígenos, permitindo a formação de 109 a 1.011 anticorpos específicos diversos. Estimando a quantidade de vacinas às quais uma criança seria capaz de responder em determinado momento, calcula-se, de um ponto de vista teórico, que esse número seria de aproximadamente 10 mil, valor esse que obviamente não tem nenhum interesse prático. Se 11 vacinas fossem aplicadas simultaneamente, somente 0,1% do sistema imune seria utilizado.

Número de antígenos vacinais aos quais a criança é exposta

APESAR DO GRANDE AUMENTO no número de vacinas atualmente empregadas, a carga antigênica, em proteínas e polissacarídeos, é em realidade bastante inferior à do passado (Quadro 2).

As vacinas enfraquecem o sistema imune?

ALGUMAS VACINAS PODEM CAUSAR suspensão temporária de determinadas respostas imunes, porém de curta duração e não resultando em risco aumentado de infecção por outros patógenos. Estudo alemão realizado com 496 crianças mostrou que as imunizadas tiveram nos primeiros três meses de vida menor número de infecções, tanto com patógenos vacinais quanto com não relacionados às vacinas, em comparação com o grupo não vacinado. Ao contrário, algumas infecções bacterianas e virais frequentemente predispõem crianças e adultos a quadros graves e invasivos por outros patógenos. Basta recordar a frequência aumentada de pneumonia pós-gripe e as infecções por

Quadro 2 – Número de proteínas e polissacarídeos imunogênicos contidos em vacinas no período de 1900 a 2000

1900	1960	1980	2000
Vacinas proteínas	Vacinas proteínas	Vacinas proteínas	Vacinas proteínas/ polissacárideos
Varíola: 200	Varíola: 200	Difteria: 1	Difteria: 1
	Difteria: 1	Tétano: 1	Tétano: 1
	Tétano: 1	Pertussis: 3000	Pertussis acelular: 2-5
	Pertussis: 3000	Poliomielite: 15	Poliomielite: 15
	Pólio: 15	Sarampo: 10	Sarampo: 10
		Rubéola: 5	Rubéola: 5
			Hib: 2
			Varicela: 69
			Pneumococos: 8
			Hepatite B: 1
Total: 200	Total: 3.217	Total: 3.032	Total: 114-117

estreptococos do grupo A b-hemolíticos após a varicela. Para concluir, ressalte-se que análises pós-licenciamento, incluindo de dezenas de milhares a milhões de crianças vacinadas até hoje, não revelaram nenhuma evidência de sobrecarga antigênica do sistema imune ou suas consequências.

Sugestões de leitura

ABBAS, A. K. *et al*. *Cellular and molecular immunology*. 2. ed. Filadélfia: WB Saunders, 1994.

ANDERSON, P. *et al*. "High degree of natural immunological priming to the capsular polysaccharide may not prevent Haemophilus influenzae type b meningitis". *Pediatric Infectious Disease Journal*, v. 19, 2000, p. 589-91.

CENTERS FOR DISEASE CONTROL AND PREVENTION. "Measles: United States, January-July 2008". *Morbidity and Mortality Weekly Report*, v. 57, 2008, p. 893-96.

GREGSON, A. L.; EDELMAN, R. "Does antigenic overload exist? The role of multiple immunizations in infants". In: POLAND, G. A. (org.). *Immunology and allergy clinics of North America: vaccines in the 21st century*. Filadélfia: WB Saunders, 2003.

KING, G. E.; HADLER, S. C. "Simultaneous administration of childhood vaccines: an important public health policy that is safe and efficacious". *Pediatric Infectious Disease Journal*, v. 13, 1994, p. 394-407.

LAUPLAND, K. B. *et al*. "Invasive group A streptococcal disease in children and association with varicella-zoster virus infection". *Pediatrics*, v. 105, 2000, p. E60.

O'BRIEN, K. L. *et al*. "Severe pneumococcal pneumonia in previously healthy children: the role of preceding influenza infection". *Clinical Infectious Diseases*, v. 30, 2000, p. 784-89.

OFFIT, P. A. *et al*. "Addressing parent's concerns: do multiple vaccines overwhelm or weaken the infant's immune system?" *Pediatrics*, v. 109, 2002, p. 124-29.

OFFIT, P. A.; JEW, R. K. "Addressing parents concerns: do vaccines contain harmful preservatives, adjuvants, additives, or residuals?" *Pediatrics*, v. 112, 2003, p. 1394-401.

OFFIT, P. A.; MOSER, C. A. "The problem with Dr. Bob's alternative vaccine schedule". *Pediatrics*, v. 123, 2009, p. 164-70.

OTTO, S. *et al.* "General non-specific morbidity is reduced after vaccination within the third month of life – The Greifswald study". *The Journal of Infection*, v. 41, 2000, p. 172-75.

PLOTKIN, S. A.; ORENSTEIN, W. A. *Vaccines*. 3. ed. Filadélfia: WB Saunders, 1999.

SEARS, R. W. *The vaccine book: making the right decision for your child*. Nova York: Little, Brown and Company, 2007.

SOCIEDADE BRASILEIRA DE IMUNIZAÇÕES. "Calendário de vacinação criança – 0 a 10 anos". Calendários de vacinação 2017-2018. Disponível em: <https://sbim.org.br/images/calendarios/calend-sbim-crianca.pdf>. Acesso em: 8 nov. 2017.

THOMPSON, W. W. *et al.* "Early thimerosal exposure and neuropsychological outcomes at 7 to 10 years". *New England Journal of Medicine*, v. 357, 2007, p. 281-92.

5. Segurança das vacinas

A VACINAÇÃO PODE ser vítima do próprio sucesso, já que reduz a percepção da presença da doença. Com a diminuição marcante de algumas enfermidades que já foram um flagelo no passado, é natural que muitas pessoas, esquecidas do risco representado por elas, passem a preocupar-se mais com a segurança das vacinas do que com a prevenção que elas oferecem. A questão da segurança é considerada, mais do que nunca, uma preocupação mundial, sendo a vacinação segura fator determinante para o sucesso ou o fracasso dos programas nacionais de imunização. Na atualidade, como veremos a seguir, essa segurança é muito elevada, mas já tivemos, no passado, problemas importantes derivados de falhas no preparo de agentes imunizantes.

Em 1955, por exemplo, houve vários casos de poliomielite após a administração da vacina inativada fabricada pelos laboratórios Cutter, tendo sido verificada contaminação de dois lotes com vírus vivo selvagem. Em 1999, foi suspensa a produção da vacina RotaShield®, licenciada desde o ano anterior, após a constatação da ocorrência de invaginação intestinal em uma em cada 5 mil crianças vacinadas. Houve também a retirada de uma vacina iugoslava para caxumba devido à evidência de graves problemas de tolerância e a contraindicação ao uso de uma das vacinas licenciadas para gripe, provocada pela ocorrência de casos de narcolepsia em crianças de alguns países que a utilizaram, pois esta continha o adjuvante esqualeno em sua composição.

Esses e outros casos menos marcantes acabaram aumentando as exigências científicas não só de eficácia, mas também de segurança para a aprovação de novas vacinas – como a ampliação do número de indivíduos envolvidos nos estudos que levam ao seu licenciamento. Foram também incrementadas as pesquisas para reconhecer reações adversas realmente relacionadas à imunização e, assim, diferenciá-las das que ocorrem após uso de vacinas somente por coincidência – o que não é difícil de imaginar que aconteça, levando em conta o elevado número de aplicações, sobretudo nos dois primeiros anos de vida.

Um exemplo recente, muito preocupante, relaciona-se à vacina rotavírus (RV). O RV era o agente mais importante de diarreia grave no Brasil, antes da introdução da vacina no calendário infantil de imunizações. A vacinação rotineira dos lactentes possibilitou acentuada queda na incidência da doença causada pelo RV e inclusive de mortes. Entretanto, circulam nas redes sociais informações falsas, que sugerem que a vacina RV está desencadeando casos de alergia às proteínas do leite de vaca nas crianças vacinadas. Porém, as vacinas não contêm proteína do leite de vaca na composição e diversos estudos, em vários países, não mostraram nenhuma relação casual entre alergia ao leite de vaca e vacina RV. Por isso, a Organização Pan-Americana da Saúde, o Ministério da Saúde e as Sociedades Brasileiras de Alergia e Imunologia, Imunizações e de Pediatria reafirmam a eficácia e a segurança das vacinas RV e recomendam, enfaticamente, seu uso rotineiro.

Hoje, os testes de segurança iniciam com simulações em computador de como uma vacina vai interagir com o sistema imune. A seguir, vem a etapa de testes em animais, sobretudo camundongos, cobaias, coelhos e macacos. Depois da obtenção de resultados satisfatórios nessas fases, são iniciados os estudos clínicos em seres humanos, sempre numa base voluntária.

Os estudos denominados fase 1 são investigações com pequeno número de voluntários e com duração de poucos meses. A fase 2 é mais prolongada e inclui um número bem mais elevado de indivíduos, permitindo inferir a composição ideal de uma vacina e os esquemas mais apropriados de administração, além de um conhecimento mais extenso dos efeitos colaterais. A fase 3 tem número ainda maior de participantes e duração de vários anos, comparando indivíduos vacinados com grupos-controle não imunizados, para avaliação de segurança e eficácia. A seguir, para que a vacina entre em uso, deve ser feita inspeção no local de produção.

Mesmo após o licenciamento de uma vacina, o monitoramento da sua segurança continua, na fase denominada pós-licenciamento, para que sejam percebidos eventos adversos mais raros e reações mais tardias. Cabe ao governo de cada país estabelecer seu sistema de vigilância, porém hoje em dia é comum haver colaboração internacional para o estabelecimento de bases de dados contendo informações sobre milhões de vacinados.

Os Estados Unidos foram pioneiros nessa área de segurança vacinal. Atuando juntos, o Food and Drug Administration (FDA) e o Centers for Disease Control and Prevention (CDC) estabeleceram o Vaccine Adverse Event Reporting System (Vaers), a fim de receber todas as notificações de eventos adversos vacinais e exigir comunicação nesse sentido de todos os fabricantes de agentes imunizantes e profissionais da saúde.

Atualmente, o Comitê Consultivo Mundial de Segurança em Vacinas (Global Advisory Commitee on Vaccine Safety), órgão da Organização Mundial da Saúde (OMS), faz revisões sistemáticas de reações adversas relatadas em sistemas de vigilância do mundo todo, principalmente a farmacovigilância de novos produtos licenciados pelos órgãos regulatórios de diversos países.

No entanto, o número de processos legais nessa área e as dificuldades da justiça de diferenciar reações colaterais de fato provenientes de imunizações dos problemas que surgem concomitantemente a elas levaram a indústria farmacêutica a se retrair nesse campo nas décadas de 1970 e 1980. O desinteresse em continuar produzindo vacinas acabou levando a riscos sérios de desabastecimento, assim como a uma interrupção na pesquisa de novas vacinas.

Para contornar esse grave problema, em 1988 foi criado o National Vaccine Injury Compensation Program (NVICP), que estabeleceu compensação pecuniária extrajudicial para qualquer reação adversa que resultasse em morte ou consequência grave. Para que isso pudesse ser efetuado, a lei incluiu uma "tabela de eventos adversos", providenciando uma lista dos merecedores de indenização, bem como o período de tempo aceitável para cada requerimento. Essa tabela é periodicamente atualizada.

No Brasil, a Lei n. 6.259, de 30 de outubro de 1975, dispôs sobre a organização das ações da Vigilância Epidemiológica, o Programa Nacional de Imunizações e a notificação compulsória de doenças. No ano seguinte, a Lei n. 6.360 dispôs sobre a vigilância sanitária a que ficam sujeitos os medicamentos e afins. O Decreto n. 79.094, de 1977, regulamentou essa lei.

Mais um passo à frente nesse campo foi dado pela Portaria n. 577, de 1978, em que o Ministério da Saúde recomendou à Câmara Técnica de Medicamentos do Conselho Nacional de Saúde que adotasse as providências necessárias à viabilização de um sistema nacional de vigilância farmacológica, com a finalidade de notificação, registro e avaliação das reações adversas dos medicamentos registrados pelo Ministério. Em 2008, surgiu a Portaria Conjunta n. 92, que versa sobre o estabelecimento de mecanismo de articulação entre a Agência Nacional de Vigilância Sanitária, a Secretaria da Vigilância em Saúde e o Instituto Nacional de Controle de Qualidade em Saúde da Fundação Oswaldo Cruz sobre Farmacovigilância de Vacinas e Outros Imunobiológicos.

Ressalte-se que algumas Vigilâncias Sanitárias estaduais já apresentam Centros Estaduais de Farmacovigilância próprios: Bahia, Paraná, Rio de Janeiro, Santa Catarina e São Paulo. Além disso, determinados hospitais, universidades e outras instituições também já contam com Centros de Farmacovigilância atuantes: Centro de Farmacovigilância do Ceará (Ceface/UFC), Centro de Farmacovigilância do Complexo Hospital Universitário Prof. Edgard Santos/UFBA e Centro de Farmacovigilância da Universidade Federal de Alfenas (CEFAL).

No entanto, a discussão sobre a criação de um sistema de compensação para reações adversas de vacinas só agora começa a ocorrer no âmbito do Comitê Técnico Assessor em Imunizações (CTAI), do Ministério da Saúde. É assunto bastante complexo, pois envolve aspectos administrativos e econômicos de grande monta, que exigirão análises aprofundadas antes de ser viabilizado. Levando em conta o exemplo americano, de 2006 a 2015 foram distribuídas nesse país mais de 2,8 bilhões de doses das vacinas cobertas pelo programa de compensações. Chegaram a julgamento 4.560 petições e 2.976 destas foram aceitas, ou seja, houve indenização para cada 1 milhão de doses de vacinas distribuídas. Em valores atualizados, o total de compensações pagas pelo programa desde seu início é de aproximadamente 3,7 bilhões de dólares.

Sugestões de leitura

AGÊNCIA NACIONAL DE VIGILÂNCIA SANITÁRIA. "Farmacovigilância de vacinas". Disponível em: <http://portal.anvisa.gov.br/vacinas>. Acesso em: 9 nov. 2017.

CENTERS FOR DISEASE CONTROL AND PREVENTION VACCINE SAFETY. "History of vaccine safety". Disponível em: <https://www.cdc.gov/vaccinesafety/ensuringsafety/history/index.html>. Acesso em: 9 nov. 2017.

CHEN, R. T. et al. "Vaccine Safety Datalink project: a new tool for improving vaccine safety monitoring in the United States". *Pediatrics*, v. 99, n. 6, 1997, p. 765-73.

CHEN, R. T.; HIBBS, B. "Vaccine safety: current and future challenges". *Pediatric Annals*, v. 27, 1998, p. 445-55.

HEALTH RESOURCES & SERVICES ADMINISTRATION. "National Vaccine Injury Compensation Program". Disponível em: <http://www.hrsa.gov/vaccinecompensation>. Acesso em: 9 nov. 2017.

IMMUNIZATION ACTION COALITION. "Historic dates and events related to vaccines and immunization". Disponível em: <http://www.immunize.org/timeline/>. Acesso em: 9 nov. 2017.

NATIONAL INSTITUTES OF HEALTH. *Understanding vaccines*. Bethesda: NIH, 1998.

6. Eventos adversos vacinais – Como lidar?

As vacinas foram desenvolvidas para ser uma das mais bem-sucedidas medidas em saúde pública, para prevenir doenças e salvar vidas. Desde a metade do século 20, enfermidades antes muito comuns tornaram-se raras na maioria dos países, devido sobretudo à vacinação em massa. Ressalte-se, entretanto, que nenhuma vacina é desprovida do risco de provocar reações adversas; porém, estas são muito menores do que as das doenças contra as quais elas protegem. Por definição, evento adverso pós-vacinação (EAPV) é todo agravo à saúde relacionado temporalmente à vacinação, causado ou não pela vacina administrada. Esses eventos/reações podem estar relacionados à composição da vacina, ao indivíduo vacinado, à técnica de administração ou ser apenas coincidentes temporalmente com outros agravos, sem nenhuma relação com a imunização.

O Programa Nacional de Imunizações (PNI) deve garantir a segurança nas ações de imunização e estar preparado para atender a população e esclarecer qualquer motivo de preocupação desta no que se refere às vacinas. Se um número elevado de EAPV acontece, pode ser deflagrada uma crise na saúde pública por insegurança da população a ser imunizada, e o manejo inadequado dessa crise pode causar descrédito nas vacinas, comprometendo o êxito do programa. A Agência Nacional de Vigilância Sanitária (Anvisa) comprometeu-se mais profundamente com a investigação dos EAPV em parceria com o PNI e o Instituto Nacional de Controle de Qualidade em Saúde (INCQs). Um trabalho intenso na investigação e elucidação dos casos de eventos adversos reportados tem sido realizado no Brasil, conseguindo manter a credibilidade da população, como demonstram as altas taxas de cobertura vacinal no calendário infantil.

Um dos fatores de sucesso para a prática de imunização é o uso de vacinas de qualidade comprovada. A responsabilidade pela qualidade, segurança e eficácia do produto é primeiramente do fabricante, seja laboratório nacional ou internacional. No entanto, a autoridade sanitária de cada país é responsável por estabelecer a comprovação da qualidade e assegurar as boas práticas de uso no país. Esses fatores, associados à vigilância, condução e comunicação das investigações dos EAPV, garantem o sucesso do programa e a confiança da população.

Dependendo do tipo de vacina aplicado, podem-se esperar certos eventos adversos, tendo em vista as características do sistema imunobiológico e do conhecimento já disponível pela experiência acumulada, como febre, dor e/ou edema no local de aplicação. Alguns podem ser prevenidos, como febre alta e, em consequência, a convulsão febril após a vacina meningocócica B recombinante. O uso profilático do paracetamol em crianças que receberam a vacina meningococo B – mais reatogênica do que a maioria das outras componentes do calendário infantil – foi estudado; verificou-se que esse medicamento não reduziu a resposta imune e foi eficaz no controle da temperatura, sendo essa conduta aceita e adotada pela maioria dos pediatras. Para algumas outras vacinas, o uso profilático de antitérmico por 24 horas no dia da vacinação em crianças que têm história de convulsão febril também é medida aceita e largamente utilizada pelos pediatras, minimizando a ocorrência de convulsões desencadeadas pela febre pós-vacinação.

Até mesmo eventos adversos considerados mais preocupantes, como o episódio hipotônico-hiporresponsivo (palidez, perda de tônus muscular e da consciência) ou choro inconsolável, fazem parte do grupo de reações adversas. Alguns podem ser prevenidos pela mudança da vacina utilizada (uso de tríplice acelular em vez do tríplice de células inteiras, responsável mais comum pelas reações citadas). Já os eventos adversos inesperados são aqueles que não foram identificados com frequência nos estudos que levaram ao licenciamento de uma vacina – como a invaginação intestinal com a vacina rotavírus rhesus-humana (RotaShield®) e a narcolepsia em crianças com a vacina influenza que continha o adjuvante esqualeno. Podem ocorrer também eventos inesperados nunca antes observados em vacinas mais antigas, como a visceralização (reação grave em que o paciente desenvolve sintomas iguais aos da febre amarela silvestre por causa do vírus vacinal) e a falência de múltiplos órgãos com a vacina febre amarela.

Em geral, os eventos adversos são de intensidade leve e autolimitados, sejam reações locais ou sistêmicas. Por isso, as ações de vigilância são voltadas para os eventos adversos moderados e graves. Somente em situações raríssimas pode ocorrer óbito em consequência da vacinação. A vigilância dos óbitos é fundamental para afastar causas coincidentes e indevidamente atribuídas às vacinas, como é o caso da síndrome de morte súbita infantil. Diversos estudos científicos comprovaram que esta não está relacionada com a imunização, mas às vezes ocorre em período próximo à aplicação de uma vacina, visto que a morte súbita e sem causa específica ocorre sobretudo em bebês com menos de 1 ano de idade. O maior risco encontra-se entre 2 e 5 meses de vida, período em que se concentra grande parte das vacinas aplicadas na infância. A vigilância dos eventos adversos graves, portanto, é fundamental para comprovar a ausência de causalidade quando ocorre uma associação temporal com a vacinação.

Algumas reações adversas merecem atenção especial:

Decorrentes de imunodepressão

Indivíduos com imunodeficiências primárias ou secundárias podem sofrer eventos adversos graves com vacinas vivas atenuadas, como BCG, vacina pólio oral (VOP), tríplice viral (SCR) e febre amarela, entre outras. Por isso, é imprescindível identificar, antes da vacinação, a possibilidade de imunodeficiência e contraindicar seu uso nesses casos, evitando assim a ocorrência de eventos graves pelo uso de vacinas vivas nesse grupo de pessoas. Já as vacinas inativadas podem desencadear resposta imunológica sub-ótima, a depender do grau de imunodepressão, mas são seguras.

Decorrentes de reações de hipersensibilidade

Indivíduos predispostos a reações de hipersensibilidade podem apresentar eventos adversos devido a uma suscetibilidade individual. Reação anafilática pode ocorrer em indivíduos alérgicos a algum componente da vacina administrada, assim como reações imunológicas por outros mecanismos que não de hipersensibilidade imediata, como encefalomielite, síndrome de

Guillain-Barré ou vasculite e necrose tecidual após repetidas doses de vacina (reação de Arthus). Esta última é comumente observada com vacinas que contêm o componente tetânico e na vacina pneumocócica 23-valente.

É imprescindível identificar, na avaliação pré-vacinal, os fatores de risco para reações de hipersensibilidade, a fim de minimizar sua ocorrência. A depender do histórico individual de grave alergia prévia a algum componente da vacina ou da manifestação de reações em dose anterior, devem-se adotar precauções – como aplicação em âmbito hospitalar – ou até mesmo contraindicar seu uso. Esse cuidado é essencial para garantir a segurança nesse grupo de pessoas mais sensíveis.

Existem também evidências de que fatores genéticos possam estar relacionados a certos eventos adversos – como a narcolepsia associada à vacina influenza com adjuvante esqualeno, observada com mais frequência em determinadas populações. Outras reações adversas são classificadas como idiossincrásicas, isto é, dependentes da própria pessoa, mas desconhecidas, como a doença viscerotrópica após vacinação contra febre amarela. Esses casos, felizmente muito raros, são impossíveis de prever, também não sendo possível interferir neles de modo profilático.

Falsos eventos adversos, aceitos mundialmente como não relacionados à vacinação após extensa investigação científica, mas que ganharam maior repercussão com graves consequências na recusa à vacinação, foram a síndrome de morte súbita em lactentes associada à vacina DTP, autismo infantil associado à vacina tríplice viral (SCR) e esclerose múltipla associada à vacina hepatite B.

Por tudo que foi exposto, é fundamental informar e treinar todos os que trabalham na área da imunização no que diz respeito aos eventos adversos vacinais e à conduta para evitá-los ou conduzi-los de maneira correta.

Sugestões de leitura

CENTERS FOR DISEASE CONTROL AND PREVENTION. "Update: vaccine side effects, adverse reactions, contraindications, and precautions recommendations of the Advisory Committee on Immunization Practices (ACIP)". *Morbidity and Mortality Weekly Report*, v. 45, 1996, p. 1-35.

_____. "Common vaccine safety concerns", jun. 2016. Disponível em: <https://www.cdc.gov/vaccinesafety/concerns/index.html>. Acesso em: 12 nov. 2017.

MILLER, E. R. *et al.* "Deaths following vaccination: what does the evidence show?" *Vaccine*, v. 33, 2015, p. 3288-92.

MINISTÉRIO DA SAÚDE. *Manual de vigilância de eventos adversos pós-vacinação*. 3. ed. Brasília: Ministério da Saúde, 2014. Disponível em: <http://bvsms.saude.gov.br/bvs/publicacoes/manual_vigilancia_epidemiologica_eventos_adversos_pos_vacinacao.pdf>. Acesso em: 12 nov. 2017.

SOCIEDADE BRASILEIRA DE IMUNIZAÇÕES/ASSOCIAÇÃO BRASILEIRA DE ALERGIA E IMUNOLOGIA/SOCIEDADE BRASILEIRA DE PEDIATRIA. "Nota técnica conjunta referente à vacina rotavírus". 8 fev. 2017. Disponível em: <https://sbim.org.br/images/files/nota-sbim-asbai-sbp-rotavirus0-8022017-v2.pdf>. Acesso em: 12 nov. 2017.

WIJNANS, L. *et al.* "The incidence of narcolepsy in Europe: before, during, and after the influenza A (H1N1) pdm09 pandemic and vaccination campaigns". *Vaccine*, v. 31, 2013, p. 1246-54.

7. Vacinação compulsória – Aspectos legislativos e éticos

Os **benefícios da** vacinação não se limitam ao indivíduo vacinado: há também considerável benefício da saúde pública. Em muitos casos, quem opta por não se vacinar (ou não vacinar seus filhos ou dependentes) aumenta o risco de que outras pessoas adoeçam – tanto as que ainda não foram vacinadas (por diferentes razões, como idade ou contraindicações médicas, por exemplo) quanto as que se vacinaram, mas não desenvolveram imunidade (ou a imunidade se perdeu). Além disso, surgem questões ligadas ao princípio da justiça, que enfatiza distribuir, em uma comunidade, os riscos e os benefícios de forma igual para todos: quem decide não vacinar os filhos sabe que o risco de eles contraírem uma doença (por exemplo, poliomielite ou sarampo) é hoje muito pequeno, devido à proteção coletiva proporcionada pela vacinação da maioria das crianças; estas, imunizadas, correram o risco – reconhecidamente pequeno – de ter reações adversas causadas pelas vacinas. Há, portanto, desigualdade social na distribuição dos riscos e dos benefícios.

Acrescentem-se a isso os custos sociais que a não imunização de indivíduos pode acarretar. Um exemplo: em 2005, após alguns anos sem casos autóctones ou importados de sarampo, foram diagnosticados cinco casos no Brasil em pessoas não vacinadas, oriundos de um adulto que se infectou no exterior. Em São Paulo, as duas crianças que tiveram a doença não haviam sido imunizadas por razões filosóficas. As medidas de bloqueio implementadas pelas autoridades para evitar a disseminação da doença exigiram a vacinação de milhares de pessoas, com custo não desprezível.

Não seria, portanto, justificável a vacinação compulsória, com sanções para os desobedientes, ao menos em relação a algumas doenças? A tendência na maioria das sociedades organizadas é considerar que diante de doenças de baixa prevalência (devido a coberturas vacinais elevadas) o risco adicional acarretado pelos poucos não imunizados não justificaria a vacinação compulsória. Porém, em determinadas circunstâncias, o risco de algumas doenças de alta contagiosidade e elevada morbimortalidade (como o sarampo) poderia tornar a vacinação compulsória não só eticamente justificável como eticamente indispensável.

Desde o século 19, a vacinação contra a varíola tornou-se compulsória em alguns países. Nos Estados Unidos, o estado de Massachusetts impôs a imunização em 1804. Um século depois, em 1905, chegou à Suprema Corte a primeira petição contra a vacinação compulsória, no caso Jacobson *versus* Massachusetts. O argumento da petição era o de que "uma lei de vacinação compulsória não é razoável, é arbitrária e opressiva, e assim hostil ao direito inerente de cada homem livre de cuidar do próprio corpo e da saúde da maneira como achar melhor". A Corte rejeitou essa argumentação respondendo que "a liberdade assegurada pela Constituição dos Estados Unidos a cada indivíduo sob sua jurisdição não implica o direito absoluto a cada pessoa de ser, em todo momento e em todas as circunstâncias, totalmente livre de restrições". Em 1827, Boston foi a primeira cidade a exigir vacinação antivariólica para todos os estudantes das escolas públicas.

Em 1805, Napoleão Bonaparte ordenou a vacinação obrigatória de todos os seus soldados. Em 1806, Piombino e Lucca, regiões italianas então sob domínio napoleônico, instituíram a vacinação compulsória para a população. O mesmo ocorreu na Suécia em 1816, na Inglaterra e no País de Gales em 1853, dez anos depois na Escócia e na Irlanda e, em 1874, na Alemanha. Embora a lei da vacinação compulsória na França só tenha sido promulgada em 1902, já em 1810 o país exigia que todos os estudantes universitários se imunizassem.

Hoje, muitos países têm leis que tornam obrigatória a utilização das vacinas indicadas pelo respectivo Ministério da Saúde. Em outros, existe apenas uma recomendação nesse sentido, e em muitos há total omissão sobre a matéria. Vejamos a seguir alguns exemplos.

Estados Unidos

HOJE, A MAIORIA DOS estados segue o calendário de vacinação do Centers for Disease Control and Prevention (CDC), exigindo, por exemplo, vacinação das crianças contra difteria, sarampo, rubéola e pólio. Vários estados também obrigam que os alunos de ensino médio e ensino superior se vacinem contra hepatite B e doença meningocócica.

No entanto, quase todos os estados permitem a isenção das vacinas obrigatórias para admissão à escola, por motivos religiosos ou filosóficos. Até 2015, apenas West Virginia e Mississipi não aceitavam esse tipo de isenção. Nesse ano, após o surto de sarampo iniciado na Disneylândia (Califórnia), também Arizona e Califórnia adotaram legislação que aceita apenas isenções por justificativa médica. Na Califórnia, um dos principais argumentos para a introdução dessas medidas mais restritivas foi a ameaça que crianças não vacinadas por decisão dos pais representam para aquelas não vacinadas por contraindicações médicas (imunodepressão, por exemplo). A ênfase é no perigo que a recusa de vacinas representa para os outros, não constituindo apenas uma decisão "pessoal".

Nessa mesma linha, é interessante citar o recente depoimento de Paul A. Offit, uns dos maiores especialistas mundiais em vacinas, chefe da divisão de moléstias infecciosas no Hospital Infantil da Filadélfia e professor de pediatria na universidade da Pennsylvania. Offit chama atenção para a emenda número 20 do Senado americano, que, com o intuito de proteger crianças, estabelece que "chutar, morder, ferir ou empurrar uma criança ou sacudir ou estapear um bebê com menos de 1 ano de idade deve ser considerado abuso contra menor de idade". No entanto, no estado da Pensilvânia, onde é permitida a isenção de atendimento médico por argumento religioso, o autor, trabalhando no Hospital Infantil da Filadélfia, foi testemunha de uma epidemia de sarampo após quase 30 anos da introdução da vacina preventiva dessa doença. A epidemia teve início em duas congregações fundamentalistas contrárias a vacinas e tratamentos médicos, nas quais nenhum dos membros era vacinado. Na ocasião (1991), houve 486 casos de sarampo e seis mortes. Em consequência, o vírus se espalhou pelas comunidades próximas, resultando em 938 infectados e três óbitos. Assim, os membros das duas igrejas tomaram uma decisão que afetou não só suas crianças, mas também os contatos delas.

Ainda segundo Offit, um casal deixou morrer de pneumonia seis filhos, sem oferecer-lhes nenhum tratamento médico. Irônico, ele diz que na Pensilvânia é abuso dar um tapa numa criança no primeiro ano de vida, porém é aceitável deixar crianças morrerem de sarampo, pneumonia ou outras doenças preveníveis ou tratáveis, desde que com a alegação de crença religiosa. Termina fazendo um apelo à revisão das isenções religiosas para evitar que continuem a ocorrer sofrimentos e mortes infantis desnecessários.

Vinte estados americanos também permitem isenção por objeções pessoais, morais ou outros motivos não religiosos. Alguns exigem vacinação de funcionários de hospitais e casas de repouso contra sarampo, caxumba, rubéola e influenza. O American College of Physicians assim se manifestou a esse respeito: "Profissionais da saúde não vacinados contra influenza por motivos de saúde ou crença religiosa devem ser realocados, durante o período de maior incidência de gripe, para trabalho sem contato com pacientes, ou usar máscara continuamente". Para os militares, a vacinação é obrigatória contra tétano, difteria, influenza, hepatite A, sarampo, caxumba, rubéola, pólio e febre amarela. As cortes consideraram essa obrigatoriedade legal, não permitindo isenções religiosas ou de outro teor. Em 2008, o Departamento de Defesa passou a requerer que todos os civis que prestam assistência direta à saúde em unidades de tratamento para militares devem receber vacina da influenza anualmente a fim de manter o emprego, a não ser que haja motivo médico ou religioso para a não imunização.

Finalmente, uma observação de ordem prática: quanto maior a exigência de detalhamento de motivo válido para isenção vacinal, menor o número de solicitações nesse sentido, o que tem levado muitas sociedades científicas a solicitar mais rigor na aceitação desse tipo de dispensa.

Reino Unido

Em 1896, a Royal Comission on Vaccination recomendou a permissão de isenção vacinal para indivíduos em discordância sincera com a vacinação. Curiosamente, embora 200 mil crianças tenham deixado de receber a vacina antivariólica com base nessa recomendação, o efeito global foi de aumento no número de crianças vacinadas no Reino Unido.

Em 2004, a British Medical Association reviu o assunto e concluiu que "a vacinação compulsória não é apropriada para o Reino Unido. Não há evidência de que levaria a um aumento nas taxas vacinais [...] assim, a vacinação deve ser voluntária".

Austrália

Em 1997, a cobertura vacinal completa nas crianças era de somente 75%. Foi então instituída uma lei federal com incentivos financeiros para pais e médicos de família com o objetivo de melhorar essas taxas, o que se verificou rapidamente: já em 2001 o índice havia se elevado para 94%.

Hoje, seis dos oito estados e territórios australianos exigem vacinação contra sarampo, caxumba, rubéola, difteria, tétano, coqueluche e pólio para que as crianças sejam matriculadas na escola. São aceitas contraindicações médicas e também objeções de consciência. No entanto, as crianças não vacinadas, embora possam ser matriculadas, são passíveis de ter seu comparecimento às aulas suspenso na ocorrência de surtos de doenças relevantes.

Em 2017, um grande aumento no número de casos de sarampo na Europa levou alguns países a adotar medidas que diminuam a recusa à vacinação.

Na Alemanha, as escolas ficam obrigadas a informar as autoridades caso os pais se recusem a vacinar seus filhos. Além disso, foi estabelecida multa de até 2.500 euros (e, eventualmente, proibição de frequentar a escola).

Na Itália, uma nova lei determina multa e impedimento de matrícula nas escolas públicas se a criança, quando completar 6 anos, não estiver devidamente vacinada contra 12 doenças: poliomielite, difteria, coqueluche, tétano, hepatite B, Hib, meningite B, meningite C, sarampo, caxumba, rubéola e varicela.

Apesar disso, por vezes irrompem protestos contra a vacinação, como o ocorrido em Bolzano, na Itália, em julho de 2017. Os manifestantes alegaram que as imunizações não podem ser compulsórias.

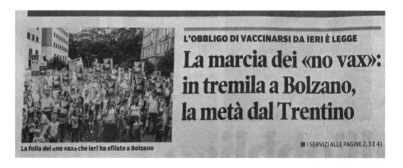

O Jornal L'Adige *de julho de 2017 traz notícia sobre a manifestação pela recusa de vacinas em Bolzano*

Brasil

EM NOSSO PAÍS, A matéria é regulada por legislação federal: o Decreto n. 78.231, de 12 de agosto de 1976. Diz o título II, "Do Programa Nacional de Imunizações e das Vacinações de Caráter Obrigatório", artigo 29:

> É dever de todo cidadão submeter-se e aos menores dos quais tenha a guarda ou responsabilidade à vacinação obrigatória. Parágrafo único: só será dispensada da vacinação obrigatória a pessoa que apresentar atestado médico de contraindicação explícita da aplicação da vacina.

O estado de São Paulo editou legislação estadual com conteúdo idêntico à lei federal (Lei Estadual n. 10.083, de 23 de setembro de 1998, Capítulo III, artigo 74, parágrafo único).

O Estatuto da Criança e do Adolescente (ECA) – Lei Federal n. 8.069, de 13 de julho de 1990, no Título II, Capítulo I ("Do direito à vida e à saúde") – no artigo 13 estabelece que "os casos de suspeita ou confirmação de maus-tratos contra criança ou adolescente serão obrigatoriamente comunicados ao Conselho Tutelar da respectiva localidade, sem prejuízo de outras providências legais". O artigo 14, parágrafo único, estabelece que "é obrigatória a vacinação das crianças nos casos recomendados pelas autoridades sanitárias". E, no artigo 249, lê-se: "Descumprir dolosa ou culposamente os deveres inerentes ao poder familiar ou decorrentes de tutela ou guarda, bem assim, determinação da autoridade judiciária ou Conselho Tutelar: pena – multa de três a 20 salários de referência, aplicando-se o dobro em caso de reincidência".

Por que alguns pais não vacinam os filhos? Alguns, por orientação de médicos; outros, por razões filosóficas ou religiosas; outros, por receio de reações adversas e por não estarem convencidos de que a relação risco-benefício das vacinas seja favorável. Há, ainda, os que deixam de vacinar simplesmente por displicência.

Que conduta adotar ao tomar conhecimento de casos específicos das situações exemplificadas?

Se um adulto competente para decidir e devidamente esclarecido recusa uma vacina, sua decisão será respeitada, a não ser nos excepcionais casos de interesse de saúde pública já referidos.

Quanto às crianças, a questão é muito mais complexa. Se as vacinas são tão benéficas, como repetidamente se enfatiza, não é um direito básico de cada criança recebê-las? Têm os pais o direito de decidir, nesse caso, negar as vacinas a seus filhos?

O direito de os pais decidirem pelos filhos deriva de um dever: o dever de protegê-los. As sociedades organizadas acreditam que os pais, em geral, são os que melhor podem cumprir esse direito-dever, que por isso lhes é atribuído. Entretanto, se em determinadas ocasiões as decisões dos pais não atendem ao melhor interesse das crianças, a sociedade pode intervir e, temporária ou permanentemente, retirar-lhes o chamado poder familiar. É o que acontece, por exemplo, em casos de maus-tratos. Porém, esse poder de intervenção do Estado deve ser usado com parcimônia, pois sempre se trata de situações muito traumáticas para todos os envolvidos.

No Brasil, são raros os casos de intervenção judicial em virtude de recusa familiar de vacinas. Recentemente, em cidade do interior do estado de São Paulo, uma escola constatou que determinada criança não tinha carteira de vacinação e comunicou o Conselho Tutelar. Então, o Ministério Público conseguiu uma liminar que obrigava os pais a vacinar a criança e um irmão, também não vacinado (as crianças tinham 5 e 9 anos de idade). De acordo com a sentença, os pais teriam cinco dias para vacinar os filhos voluntariamente. Do quinto ao décimo dia estariam sujeitos a multa diária no valor de um salário-mínimo, mais uma multa administrativa determinada pelo ECA. A partir do décimo dia, um mandado de busca e apreensão para vacinação obrigatória poderia ser expedido. Os pais disseram à promotoria não acreditar na eficácia da imunização; as crianças eram tratadas por médico homeopata.

Além do papel da Justiça, esse caso levanta, também, a discussão a respeito da responsabilidade dos médicos.

Pode o médico, por razões diversas, recusar-se a indicar uma ou mais das vacinas constantes do Programa Nacional de Imunizações (PNI)? Entre nós, as principais alegações para não indicar as vacinas são concepções religiosas, filosóficas ou doutrinárias, como ocorre com a homeopatia. É preciso ressaltar, porém, que em muitos casos o que se verifica é que a não indicação de uma vacina pelo médico deve-se à compreensão equivocada da própria doutrina invocada como determinante da não vacinação. Um exemplo disso seria a sistemática não indicação de vacinas por médicos homeopatas, conduta que não encontra respaldo na boa doutrina homeopática e é condenada por Conselhos de Medicina no Brasil. É o que se verifica em parecer de 1988 do Conselho Regional de Medicina do Estado de São Paulo (elaborado por médico homeopata):

Contraindicações de vacinas por alguns especialistas em homeopatia decorrem de equívoco de interpretação da doutrina homeopática [...] É antiética a contraindicação de todas as vacinas [...] É permitida a sugestão de não vacinar num determinado momento. [...] o fato de o médico atribuir aos pais a decisão de vacinar ou não, não o exime da responsabilidade da conduta, estando, portanto, sujeito aos itens do Código de Ética Médica.

Embora esse parecer diga respeito especificamente a médicos homeopatas, é lícito deduzir que suas conclusões podem ser ampliadas para outras situações de contraindicação de vacinas por médicos.

Parece-nos que, em alguns casos, o dever do médico como representante da sociedade é absolutamente claro. Por exemplo, uma criança é mordida por animal raivoso e a família recusa-se a aceitar as medidas de prevenção da raiva propostas. É dever do médico adotar as medidas necessárias para que a imunização seja feita.

Como vimos neste capítulo, vacinação compulsória é assunto controvertido, com posições pessoais ou institucionais que podem mudar de acordo com as circunstâncias. Os recentes surtos de sarampo na Europa e nos EUA, e as consequentes mudanças na legislação sobre obrigatoriedade de vacinas na entrada da escola (Estados Unidos, Itália e Alemanha) são exemplos eloquentes. Por outro lado, estamos convencidos de que, ao se identificar casos em que sistematicamente as vacinas não são aplicadas por desídia ou displicência dos pais, essa situação, em defesa da criança, deve ser comunicada ao Conselho Tutelar ou ao Juiz da Vara da Infância e da Juventude correspondente.

Sugestões de leitura

COLE, J. P.; SWENDIMAN, K. S. *Mandatory vaccinations: precedent and current laws.* Washington: Congressional Research Service, 2011.

COSTA, S. I. F. *et al.* (orgs.). *Iniciação à bioética.* Brasília: Conselho Federal de Medicina, 1998.

DAWSON, A. "The determination of 'best interest' in relation to childhood vaccinations". *Bioethics*, v. 19, 2005, p. 188-205.

DIEKEMA, D. S.; COMMITTEE ON BIOETHICS. "Responding to parental refusal of immunization of children". *Pediatrics*, v. 115, 2005, p. 1428-31.

EVANS, G. E. *et al.* "Legal issues". In: PLOTKIN, S. A.; ORENSTEIN, W. A.; OFFIT, P. A. (orgs.). *Vaccines.* Filadélfia: Saunders, 2012.

FRYHOFER, S. A. "Immunization 2011: expanding coverage, enhancing protection". *Annals of Internal Medicine*, v. 154, 2011, p. 204-06.

HAK, E. *et al.* "Negative attitude of highly educated parents and health care workers towards future vaccinations in the Dutch childhood vaccination program". *Vaccine*, v. 23, 2005, p. 3103-07.

ISAACS, D. *et al.* "Ethical issues in immunization". *Vaccine*, v. 27, 2009, p. 615-18.

MELLO, M. M. *et al.* "Shifting vaccination politics – The end of personal--belief exemptions in California". *New England Journal of Medicine*, v. 373, 2015, p. 785-57.

OPEL, D. J. *et al.* "A critique of criteria for evaluating vaccines for inclusion in mandatory school immunization programs". *Pediatrics*, v. 122, 2008, p. 504-10.

OSELKA, G. "Ética em imunizações". In: AMATO NETO, V. (org.). *Imunizações.* São Paulo: Segmento Farma, 2011, p. 139-42.

SALMON, D. A. *et al.* "Compulsory vaccination and philosophical exemptions: past, present, and future". *Lancet*, v. 367, 2006, p. 436-42.

THOMAS, E. G. "The old poor law and medicine". *Medical History*, v. 24, 1980, p. 1-19.

VERVEIJ, M.; DAWSON, A. "Ethical principles for collective immunization programs". *Vaccine*, v. 22, 2004, p. 3122-26.

8. As grandes controvérsias e as consequências da não vacinação para o indivíduo e para a comunidade

COMO VIMOS NOS capítulos 2 e 3, as polêmicas envolvendo as vacinas já apareceram desde a disponibilidade da vacina antivariólica, e até um pouco antes.

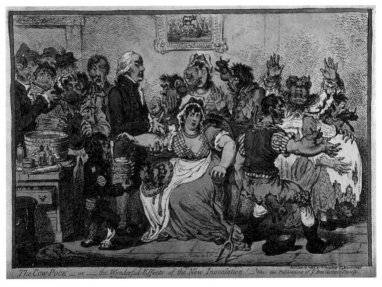

Caricatura de 1802 de James Gillray sobre a controvérsia da vacinação contra varíola

Não vamos, no entanto, rever aqui as controvérsias mais antigas, algumas das quais relacionadas a vacinas ora em desuso.

Vamos nos concentrar na análise das polêmicas mais recentes, verificar seu possível impacto na aceitação de determinadas vacinas e como isso se refletiu na saúde das populações envolvidas.

Provavelmente a controvérsia mais famosa e mais impactante foi aquela relativa à possibilidade de a vacina tríplice viral (SCR) – contra sarampo, caxumba e rubéola – ser causadora de autismo. Em 1998, Wakefield *et al.* publicaram estudo conduzido em pequeno número de crianças. Propuseram uma associação entre a vacina SCR e o desenvolvimento de hiperplasia ileonodular – e, decorrente dessa situação, retardo do desenvolvimento neuropsicomotor. Isso ocorreria por má-absorção de vitaminas essenciais e de outros nutrientes, facilitando, no entanto, a absorção de proteínas que poderiam causar encefalopatia; isso levaria ao aparecimento de autismo e de outros distúrbios de desenvolvimento.

A pesquisa logo recebeu críticas quanto à sua metodologia: estudo não controlado, casuística pequena (12 crianças), incoerências nos resultados. No entanto, pela importância de suas conclusões, por serem os autores profissionais prestigiados em suas áreas de trabalho e pela ampla repercussão que teve, várias investigações foram realizadas para verificar a veracidade de seus achados.

Investigações de base populacional, com crianças autistas, efetuadas no Reino Unido, não encontraram associação entre a vacina SCR e o início dos sintomas de autismo. Pesquisa norte-americana não encontrou correlação entre vacina SCR e doença inflamatória intestinal. Uno *et al.* (2012) também não observaram associação entre vacina SCR e autismo na Ásia. Novas revisões de literatura também não evidenciaram essa associação, ressaltando-se a do Instituto de Medicina dos Estados Unidos, entidade científica extremamente respeitada que, em 2006, concluiu pela ausência dessa relação.

Descobriu-se então que Wakefield trabalhava como consultor (remunerado) de famílias que pediam compensação de danos vacinais. Além disso, o médico não pediu autorização do hospital em que realizou a pesquisa e, como se não bastasse, coletou sangue de crianças na festa de aniversário do filho, pagando a cada uma cerca de 5 libras. Suspeita-se também de que Wakefield planejava patentear uma nova vacina tríplice que concorreria com a SCR.

Processo contra ele e alguns colaboradores foi instalado pelo General Medical Council (GMC) do Reino Unido em 2004. Em 24 de maio de 2010, Wakefield recebeu o veredito de culpado por conduta profissional errônea grave e seu registro profissional foi cassado.

Em 2010, a revista *Lancet* eliminou o estudo dos arquivos de sua publicação, e a maioria dos colaboradores solicitou a retirada de seu nome do trabalho original. Em 2011, o *British Medical Journal* publicou um artigo chamando o estudo de Wakefield de fraudulento. Em 2007, DeStefano *et al.* publicaram resultados de uma extensa pesquisa, feita com 256 crianças com autismo ou quadro similar (Transtorno do Aspecto Autista). Eles não verificaram nenhuma relação entre o problema e a estimulação aumentada de anticorpos por proteínas ou polissacarídeos vacinais nos primeiros dois anos de vida.

Em 12 de fevereiro de 2009, a Corte Federal norte-americana recusou incluir no programa de compensação por danos vacinais (VICP) três casos que alegavam relação entre vacina SCR e autismo, negando associação entre ambos.

Outra controvérsia é a que correlaciona autismo e o uso de timerosal (composto de mercúrio) como preservativo de vacinas. Estudos realizados nos Estados Unidos a pedido do U.S. Food and Drug Administration (FDA) verificaram que o composto mercurial que, em altas doses, pode ser neurotóxico é o metilmercúrio, ao passo que o timerosal contém etilmercúrio, para o qual não existem evidências de dano cerebral. Estudos com grandes casuísticas mostraram risco semelhante de autismo entre crianças que receberam vacinas com ou sem timerosal. Em 2006, a já citada ampla revisão do Instituto de Medicina dos Estados Unidos concluiu pela rejeição de possível vínculo causal entre as vacinas que contêm esses compostos e o autismo. O estudo de Hviid *et al.* (2003), por exemplo, incluiu todas as crianças nascidas na Dinamarca entre 1 de janeiro de 1990 e 31 de dezembro de 1996, num total de 467.450 pessoas. Identificaram 440 casos de autismo e 787 de Transtorno do Espectro Autista. Não encontraram diferença entre os imunizados com vacinas que continham timerosal e aquelas que receberam vacinas sem a substância – nem evidência de uma associação entre autismo e a quantidade de timerosal recebida. Mesmo assim, já há mais de uma década as vacinas infantis rotineiras para uso individual deixaram de conter timerosal, e essa retirada não foi acompanhada de declínio no número de casos novos de autismo; ao contrário, esse número tem se mostrado ascendente.

Outra controvérsia rumorosa teve início na França, na década de 1990, com a divulgação de alguns relatos isolados de aparecimento ou agravamento de esclerose múltipla (EM) após a aplicação da vacina contra a hepatite B.

Mesmo sem evidência científica que corroborasse essa possibilidade, depois que o assunto repercutiu na mídia a pressão política levou à suspensão da vacinação obrigatória de adolescentes nas escolas francesas; a imunização de crianças e de adultos de alto risco foi mantida. Curiosamente, o dr. Miguel Hernan, um dos que levantaram o problema, depois de alguns anos publicou estudo em que verificou menor incidência de esclerose múltipla após a vacinação antitetânica.

Devido à queda abrupta nas taxas vacinais para hepatite B e a fim de tranquilizar a opinião pública, o governo francês providenciou rapidamente análises de grande envergadura. Verificou-se, então, que o uso mundial de mais de um bilhão de doses não havia resultado em nenhum aumento na incidência de EM ou de outras doenças desmielinizantes, como seria de esperar caso essa relação causal existisse. O Comitê Nacional de Vigilância Epidemiológica da França estudou receptores de mais de 60 milhões de doses da vacina entre 1989 e 1997, verificando que a frequência de doenças neurológicas, incluindo a EM, foi menor nesse grupo que na população geral. Em 1998, um painel de especialistas organizado pelo Centers for Disease Control and Prevention (CDC) dos Estados Unidos não encontrou evidência científica de ligação entre a vacina hepatite B e a EM. Além disso, a incidência geográfica e a prevalência da hepatite B são opostas às da EM, sendo as mais altas taxas de EM e as mais baixas de hepatite B encontradas na Escandinávia e no Norte da Europa, ocorrendo exatamente o oposto na Ásia e na África subsaariana. Essa verificação levou diversos autores a questionar a plausibilidade de a vacina provocar EM se o próprio vírus não a causa.

Tempos depois, surgiram numerosos outros estudos em que a relação entre a vacina contra hepatite B e a EM não foi encontrada. DeStefano e Weintraub (2007), por exemplo, concluíram que pode haver muitas razões para novos estudos prospectivos de risco para a EM, mas uma possível associação com a vacina hepatite B não deveria ser considerada prioritária. No entanto, por muitos anos a população francesa permaneceu insegura em relação à vacina.

Outra controvérsia está ligada à Síndrome de Guillain-Barré (SGB), causa mais frequente de paralisia aguda flácida. Trata-se de uma doença autoimune, na qual anticorpos gerados pelo próprio organismo atacam a bainha de mielina dos nervos periféricos, induzindo a um destrutivo processo inflamatório. Felizmente, a recuperação quase sempre é total, sendo raras as sequelas.

Como a maioria dos casos de SGB surge dias ou poucas semanas após um processo infeccioso, questionou-se se agentes imunizantes também poderiam ter relação causal com essa síndrome ou se seu aparecimento após vacinações seria mera coincidência temporal.

Em 2009, Haber *et al.* publicaram uma metanálise da literatura disponível concernente a vários imunizantes, e só encontraram evidência de risco com a vacina da gripe suína utilizada em 1976. Com 45 milhões de vacinados nos Estados Unidos, houve 500 casos de SGB e 25 óbitos. Estudos subsequentes, em outros períodos vacinais, não repetiram esse achado. No entanto, com a vacinação maciça contra a influenza H_1N_1 em 2009-2010, novamente verificou-se excesso de risco de SGB (0,8/1.000.000 habitantes) após o uso dessa vacina monovalente.

Esse problema não foi observado com outras vacinas, mas, como há relatos de recorrência da SGB após revacinação, o CDC recomenda que as pessoas que tiveram SGB até seis semanas depois de ter disso vacinadas evitem a vacina contra influenza em anos subsequentes. Além disso, a Síndrome apareceu entre adolescentes que utilizaram um tipo de vacina meningocócica conjugada quadrivalente, embora o risco calculado para esse agente seja mínimo: um caso a cada um milhão de doses.

Consequências da não vacinação

DEPOIS QUE RELATÓRIOS ATRIBUÍRAM 36 reações graves à vacinação utilizando vacina tríplice bacteriana com a componente coqueluche de células inteiras (DTP), e também com o surgimento de dúvidas quanto à sua eficácia (1974), as taxas de vacinação antipertussis no Reino Unido caíram de 81% para 31%. Devido a essa queda, seguiu-se uma epidemia de coqueluche, com a morte de algumas crianças. Então, o governo publicou um estudo que restabeleceu a confiança na eficácia e na segurança da vacina. As taxas voltaram a atingir 90% e a incidência da doença diminuiu de modo drástico. Fato semelhante ocorreu na Suécia, onde a vacinação contra coqueluche foi suspensa entre 1979 a 1996. Em consequência, 60% das crianças desse país adquiriram a doença.

Na Holanda, há um alto índice de aceitação da vacina do sarampo. Porém, uma comunidade específica é contrária às imunizações. Um surto de sarampo em uma de suas escolas levou ao registro de 2.961 casos da doença, com 68 hospitalizações e três mortes.

Na França, em virtude da controvérsia "vacina hepatite B *versus* esclerose múltipla", surgiu uma atitude bastante negativa em relação a esse agente imunizante. Ainda hoje, passados mais de dez anos, menos de um terço das crianças francesas está protegida contra o vírus da hepatite B, mesmo após a comprovação da segurança da vacina.

No Reino Unido e na Irlanda, a controvérsia em torno da vacina SCR fez cair bruscamente os índices de imunização a partir de 1996. Três anos depois, o índice nacional de vacinação havia caído para menos de 80%, e, em áreas do Norte de Dublin, para 60%. Ocorreu, então, um surto de sarampo nessa região; foram mais de 300 casos e mais de 100 hospitalizações. Muitas crianças apresentaram quadro grave, necessitando de ventilação mecânica, e três morreram.

Na Nigéria, no início deste século, líderes religiosos conservadores do Norte do país desaconselharam seus seguidores a receber a vacina oral da poliomielite (veja a Introdução). No estado de Kono, a Sabin foi suspensa por vários meses. Em 2006, a Nigéria apresentava mais da metade dos novos casos de pólio no mundo, e exportava a doença para vários vizinhos antes considerados livres de poliomielite. Os mesmos líderes religiosos criticaram o uso da vacina do sarampo, e só entre janeiro e março de 2005 ocorreram 20 mil casos da doença e 600 mortes.

Nos Estados Unidos, em 1994 houve uma epidemia de sarampo nos estados de Missouri e Illinois a partir de um caso em uma comunidade Christian Science. Em 2005, o estado de Indiana também sofreu surto da doença atribuído à não vacinação de crianças por determinação dos pais. No país como um todo, a maioria dos casos de tétano infantil também ocorre em crianças cujos pais foram contrários à imunização.

Em outubro de 2011, a Organização Mundial da Saúde (OMS) informou que a circulação do vírus do sarampo mantinha-se intensa na Europa e na África. No primeiro desses continentes, foram notificados 27.081 casos de sarampo, com 23 encefalites agudas e oito mortes. A França, com 14.424 casos, foi o país mais atingido.

Naquele ano, houve no estado de São Paulo 26 ocorrências de sarampo notificadas. Todas tiveram como fonte casos importados. A maioria (60%) era de não vacinados; sete, crianças menores de 1 ano; cinco não vacinados por opção e quatro sem vacina documentada. Isso ocorreu num estado com altíssimo índice de cobertura vacinal, e obrigou a aplicação de elevado número de doses de bloqueio de potenciais comunicantes.

Com esses dados, fica claro que a existência de grupos não vacinados representa sério risco não só individual, mas também comunitário. Daí a importância de validar a vacinação não somente como um ato de benefício individual, mas também de solidariedade social entre indivíduos de uma mesma comunidade.

Anos recentes

NOS ÚLTIMOS ANOS, OCORRERAM vários surtos e epidemias que poderiam ter sido evitados caso a população estivesse adequadamente vacinada. Em alguns casos, isso ocorreu por deficiência na infraestrutura do sistema de saúde local, mas devemos ressaltar que muitas dessas ocorrências se deram em países desenvolvidos, sem dificuldades econômicas que prejudicassem a oferta de agentes imunizantes nem dificultassem a chegada destes à população-alvo.

Nesses casos a origem dos acontecimentos se situou em geral na existência de nichos de indivíduos não vacinados por decisão própria ou dos pais e responsáveis no caso de menores, com base nas mais diversas posições contrárias ao uso de todos os agentes imunizantes – ou de alguns em particular.

Seria difícil apresentar essas ocorrências em ordem cronológica, já que em alguns casos problemas causados por agentes infecciosos diversos ocorreram em locais diferentes em momentos muitos próximos. Vamos, portanto, fazer uma apresentação por doenças e, sempre que possível, tentar correlacionar o evento com sua provável origem causal.

Sarampo

Das doenças infecciosas preveníveis pela imunização, o sarampo foi a que mais recebeu manchetes nos últimos anos. Isso se deve ao número alarmante de casos e talvez ao fato de ter causado surtos e epidemias em grande número de países, inclusive desenvolvidos, em muitos dos quais aparentemente a doença estava sob controle. Esse fato chamou a atenção do mundo todo, não apenas *per se* como pelo crescente número de viajantes internacionais – que antes não se preocupavam com a prevenção de doenças infecciosas quando visitavam países desenvolvidos.

Em 2013, foram verificados 58 casos de sarampo em uma comunidade de judeus ortodoxos em Nova York, no Brooklyn, em um grupo de famílias que decidiram não imunizar os filhos. Como havia alto índice de cobertura vacinal na comunidade como um todo, e nas comunidades vizinhas, o surto logo se extinguiu. Mas houve, no país, entre 2013 e maio de 2014, 288 casos confirmados da doença, que atingiram 18 estados. A grande maioria dos casos – quase 90% – ocorreu em pessoas não vacinadas ou de situação vacinal desconhecida.

Em 2014, foram confirmados 644 casos em 27 estados. E, em 2015, ocorreu outro grande surto, originado em dois parques da Disneylândia: houve mais de uma centena de casos, que atingiram 20 estados. Aqui também a grande maioria dos acometidos era composta de indivíduos não vacinados. Sem relação com esse surto ocorreram outros dois, nos estados de Illinois e Nevada.

Em 2017, ocorreram dezenas de casos entre crianças de uma comunidade de imigrantes somalianos no estado de Minnesota. Cerca de 25% dos pacientes necessitaram de internação hospitalar. Essa comunidade costumava ter altos índices de vacinação (92% em 2004), mas em 2014 esse índice havia caído para 42%. Acredita-se que isso tenha ocorrido após palestras de Wakefield, que agora vive no Texas, a essa comunidade preocupada com o risco de autismo ligado à vacina tríplice viral. Aqui também a quase totalidade de casos ocorreu em não vacinados.

Em 2015, a Europa enfrentou um preocupante recrudescimento nos casos de sarampo – causador, naquele ano, de 1% a 2% dos óbitos globais em menores de 5 anos. Nos anos seguintes o número de adoecimentos continuou a aumentar de modo progressivo; nos dois primeiros meses de 2017, houve mais que o dobro do número de casos para igual período do ano anterior. O Centro Europeu de Prevenção e Controle de Doenças (ECDC) refere que 15 países foram atingidos pelo surto. Entre 1º de janeiro de 2016 e 14 de abril de 2017, somente na Romênia – país onde a situação é mais grave –, foram notificados 4.793 casos, com 22 mortes. A Itália, segundo país mais atingido, só em 2017 contabilizou 2.581 casos. Calcula-se que, entre janeiro de 2016 e julho de

2017, houve mais de 14.000 casos na Europa, a grande maioria em indivíduos não vacinados.

No Brasil, um surto de sarampo originado provavelmente de caso importado da Europa, em 2013, durou 27 meses; 1.052 casos foram notificados. Dois estados foram responsáveis pelo maior número de adoecimentos: Ceará e Pernambuco. Enquanto no surto de Pernambuco o maior número de registros ocorreu em crianças menores de 1 ano (45%), no Ceará os mais atingidos foram adolescentes e adultos jovens (39%), seguidos de crianças com menos de 1 ano (28%). Percebe-se que, além dos não vacinados, número expressivo de acometimentos ocorreu em crianças com idade inferior à data da primeira dose da vacina no calendário do Programa Nacional de Imunizações (PNI), que é de 1 ano.

Em muitos países, o recrudescimento do sarampo levou à adoção de medidas legais relativas à obrigatoriedade da vacinação (veja o Capítulo 7).

Pertussis

Nos últimos anos, a coqueluche reapareceu em muitos países como grave problema de saúde pública. Vários fatores podem ter contribuído para isso: imunidade menos duradoura após a administração da tríplice acelular, mutações no patógeno, tornando-o mais agressivo, e, sobretudo, falta de vacinação.

Nos Estados Unidos, na primeira década deste século, o número de crianças não vacinadas sem motivo médico para tal, mas simplesmente por decisão dos pais e responsáveis em optar pela sua não imunização, mais que triplicou. Criaram-se, assim, nichos de suscetíveis à doença. Surgiram, então, surtos de coqueluche afetando principalmente os estados da Califórnia e da

Florida. Neste último estado, em 2013 ocorreu um surto com 109 casos numa comunidade religiosa avessa a atendimentos médicos em geral. Entre as crianças que adoeceram, somente uma havia recebido a vacina tríplice. Embora o Departamento de Saúde do município onde se localiza essa comunidade tenha oferecido a vacina, facilitando o acesso à imunização, menos de cinco indivíduos aproveitaram a oportunidade para se vacinar.

Austrália, Chile, Israel e Portugal foram outros países em que nos anos recentes houve considerável elevação no número de casos de coqueluche. O mesmo ocorreu com o Brasil. No período de 2007 a 2013 houve 17.532 casos confirmados. Já em 2014 esse número, somente naquele ano, foi de 7457 acometimentos, sendo 58,9% em menores de 1 ano, com 114 mortes, a quase totalidade nessa faixa etária.

Com esses dados alarmantes, o Ministério da Saúde do Brasil decidiu seguir a decisão inglesa de tentar a prevenção da doença nos primeiros meses de vida através da vacinação de gestantes. Com efeito, nesse país, após a introdução da imunização com a vacina tríplice acelular na gestação, foram verificados somente dez óbitos pela coqueluche, nove dos quais em filhos de mães não vacinadas. No entanto, no Brasil, apesar de o início do programa de vacinação de gestantes ter ocorrido já no final de 2014, na atualidade os índices de gestantes vacinadas estão somente ao redor de 50 %, e com muita variação nas diferentes regiões geográficas do país.

Hepatite A

Entre novembro de 2016 e novembro de 2017, no estado americano da Califórnia, foram confirmados 644 casos de hepatite A.

O surto registrou ainda 420 hospitalizações e 21 mortos. No município de San Diego, 69% dos casos exigiram internação.

Diferentemente dos surtos anteriores ocorridos no país, causados sobretudo pela ingestão de algum produto contaminado, nesse caso a transmissão ocorreu principalmente de uma pessoa para outra. Os mais afetados foram os usuários de drogas e os moradores de rua, que raramente se vacinam.

Aumento dos casos de hepatite A também tem sido verificado entre nós. O município de São Paulo registrou 64 casos em 2016, mas entre janeiro e setembro de 2017 esse número subiu para 517 infectados (aumento de mais de 700%); houve duas mortes. A maioria dos casos ocorreu no grupo etário dos 18 anos aos 39 anos, sendo a transmissão nesse surto predominantemente por contato sexual entre homens – grupo que representa parcela significativa dos pacientes. Estuda-se estender a vacina contra hepatite A para grupos de risco aumentado, como homens que fazem sexo com homens, já que o SUS a disponibiliza apenas para pacientes com HIV/aids, portadores das hepatites A e B e crianças de até 5 anos.

Cólera

Em termos numéricos, a epidemia de cólera, que, desde abril de 2017, afeta o Iêmen, é a mais explosiva já relatada. Em agosto de 2017, a Organização Mundial da Saúde estimava em 400 mil os infectados – uma de cada 50 pessoas. As mortes chegam a duas mil.

Essa epidemia, diferentemente das outras aqui apresentadas, não tem relação com a recusa de vacinação. Embora exista na atualidade vacina de fácil administração (via oral) e boa eficácia, sobretudo na prevenção de casos graves, ela é ainda produzida em quantidade insuficiente, e seria difícil de administrar em larga escala em um país semidestruído por uma guerra civil.

Sugestões de leitura

BALINSKA, M. A. "Hepatitis B vaccination and French society after the suspension of the vaccination campaign: how should we raise infant immunization coverage rates?" *Journal of Clinical Virology*, 2009, p. 7-24.

CENTERS FOR DISEASE CONTROL AND PREVENTION. "Update: Guillain-Barré syndrome among recipients of Menactra meningococcal conjugate. United States, October 2005-February 2006". *Morbidity and Mortality Weekly Report*, v. 55, 2009, p. 364-66.

_____. "Preliminary results: surveillance for Guillain-Barré Syndrome after receipt of influenza A (H1N1) 2009 monovalent vaccine. United States, 2009-2010". *Morbidity and Mortality Weekly Report*, v. 59, 2010, p. 657-61.

CLEMENTS, C. J. et al. "How vaccine safety can become political – The example of polio in Nigeria". *Current Drug Safety*, v. 1, 2006, p. 117-19.

DAVIS, R. L. et al. "Measles-mumps-rubella and other measles-containing vaccines do not increase the risk for inflammatory bowel disease: a case control study from the Vaccine Safety Datalink Project". *Archives of Pediatric and Adolescent Medicine*, v. 155, 2001, p. 354-59.

DESTEFANO, F.; WEINTRAUB, E. S. "Hepatitis B vaccination and risk of multiple sclerosis". *Pharmacoepidemiology and Drug Safety*, v. 16, 2007, p. 705-08.

DESTEFANO, F. et al. "Increasing exposure to antibody-stimulating proteins and polysaccharides in vaccines is not associated with risk of autism". *Journal of Pediatrics*, v. 163, 2013, p. 561-67.

FAIR, E et al. "Philosophic objection to vaccination as a risk for tetanus among children younger than 15 years". *Pediatrics*, v. 109, 2002, p. 2.

FARRINGTON, C. P. et al. "MMR and autism: further evidence against a causal association". *Vaccine*, v. 19, 2001, p. 3632-35.

GANGAROSA, E. J. et al. "Impact of anti-vaccine movements on pertussis control: the untold story". *Lancet*, v. 351, 1998, p. 356-61.

GERBER, J. S.; OFFIT, P. A. "Vaccines and autism: a tale of shifting hypotheses". *Clinical Infectious Diseases*, v. 48, 2009, p. 456-61.

GODLEE, F. et al. "Wakefield's article linking MMR and autism was fraudulent". *British Medical Journal*, v. 342, 2011, p. 7452.

HABER, P. et al. "Vaccines and Guillain-Barré Syndrome". *Drug Safety*, v. 32, 2009, p. 309-23.

HERROELEN, l. et al. "Central-nervous system demyelination after immunization with recombinant hepatitis B vaccine". *Lancet*, v. 338, 1991, p. 1174-75.

HVIID, A. et al. "Association between thimerosal-containing vaccine and autism". *Journal of the American Medical Association*, v. 290, 2003, p. 1763-66.

INSTITUTE OF MEDICINE (US). *Immunization safety review: vaccines and autism*. Washington: National Academies Press, 2006.

LEVI, G. C.; OSELKA, G. W. "Esclerose múltipla e vacinas". *Imunizações*, v. 2, 2009, p. 1-3.

LOPES, M. H. "A verdade sobre vacinas e autismo". In: WECKX, L. Y.; KFOURI, R. de A.; AMATO NETO, V. (orgs.). *Controvérsias em imunizações 2009*. São Paulo: Segmento Farma, 2010.

ROSEMBERG, S. "Relação da Síndrome de Guillain-Barré e vacinação". In: WECKX, L. Y.; KFOURI, R. de A.; AMATO NETO, V. (orgs.). *Controvérsias em imunizações 2010*. São Paulo: Segmento Farma, 2011.

SECRETARIA DE ESTADO DA SAÚDE. COORDENADORIA DE CONTROLE DE DOENÇAS. CENTRO DE VIGILÂNCIA EPIDEMIOLÓGICA "PROF. ALEXANDRE VRANJAC". DIVISÃO DE DOENÇAS DE TRANSMISSÃO RESPIRATÓRIA. Alerta Sarampo. Informe Técnico n. 10, dez. 2011. Disponível em: <http://portal.saude.sp.gov.br/resources/cve-centro-de-vigilancia--epidemiologica/areas-de-vigilancia/doencas-de-transmissao-respiratoria/sindrome-da-rubeola-congenita-src/doc/2011_informe_saramponio.pdf>. Acesso em: 13 nov. 2017.

STEWART, A. M. "When vaccine injury claims go to court". *New England Journal of Medicine*, v. 360, 2009, p. 2498-500.

UNO, Y. *et al.* "The combined measles mumps and rubella vaccines and the total numbers of vaccines are not associated with development of autism spectrum disorder: the first case-control study in Asia". *Vaccine*, v. 30, 2012, p. 4292-98.

WAKEFIELD, A. J. *et al.* "Ileal-lymphoid-nodular hyperplasia, non-specific colitis, and pervasive development disorder in children". *Lancet*, v. 351, 1998, p. 637-41.

ZUCKERMAN, A. J. "Safety of hepatitis B vaccines". *Travel Medicine and Infectious Diseases*, v. 2, 2004, p. 81-84.

Considerações finais

SEM DÚVIDA, as vacinas tiveram papel crucial no aumento global da expectativa de vida, sendo reconhecidas, entre todos os avanços da medicina, como a principal intervenção que possibilitou reduzir o número de óbitos. Segundo dados do Centers for Disease Control and Prevention (CDC), dos Estados Unidos, as vacinas evitaram naquele país, entre 1994 e 2013:

> 322 milhões de casos de adoecimento;
> 22 milhões de hospitalizações;
> 732 mil mortes prematuras.

E, com isso, geraram ainda uma economia de 295 bilhões de dólares em custos médicos diretos e de 1,38 trilhão de dólares de custo social total. Esses dados nos permitem dizer que, além de salvar vidas, as vacinas são capazes de trazer economia à saúde pública.

Quanto ao Brasil, podemos considerar nossos índices de vacinação infantil muito satisfatórios, entre os melhores do mundo. Já o panorama de imunização de adolescentes, adultos, idosos e gestantes é bem diverso, sendo ainda necessário muito esforço para elevar seus índices vacinais. Medo e incerteza sobre a segurança das vacinas com certeza desempenham papel relevante na aceitação insatisfatória dos agentes imunizantes indicados para esses grupos. No entanto, grande parte dos que não se vacinam têm outro motivo, que é o simples desconhecimento da utilidade (e disponibilidade) das vacinas para eles indicadas.

Faz-se necessário reverter a subutilização de ferramentas seguras e eficazes para proteger contra tantas mortes prematuras, além de sofrimentos e sequelas que poderiam ser evitados. É preciso que a população seja conscientizada e permanentemente recordada dos benefícios da vacinação, tanto para quem se imuniza quanto para a comunidade da qual faz parte. Para tanto, é necessário que os profissionais de saúde saibam orientar a população, ouvindo com paciência suas dúvidas (em particular dos hesitantes), explicando os benefícios das imunizações e também explicando as possíveis reações adversas que elas podem causar – sempre numa linguagem clara e acessível. Da mesma maneira, é fundamental que esses profissionais tenham empenho e habilidade para lidar com a mídia, combatendo falsas associações e mitos apresentados sem rigor cientifico. A mídia deve ser uma aliada – como, aliás, sempre tem se mostrado – na luta por uma saúde cada vez melhor para os brasileiros.

Concluindo, devemos permanentemente divulgar a importância das vacinas e sua utilidade na proteção da saúde. Esse é um campo que não permite acomodação, sob pena de retrocessos inaceitáveis numa área que seguramente representa o maior presente que a medicina já ofereceu à humanidade.

Agradecimentos

Ao escritor e amigo Pedro Bandeira, sem cujo incentivo entusiasmado este livro não teria nascido.

A Michelle Rosa, pelo cuidado e pela paciência com que procedeu à digitação do texto.

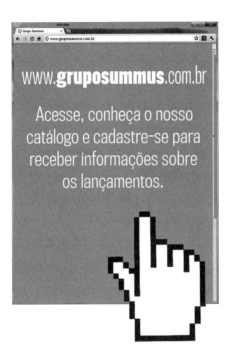

www.gruposummus.com.br

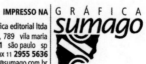

IMPRESSO NA
sumago gráfica editorial ltda
rua itauna, 789 vila maria
02111-031 são paulo sp
tel e fax 11 **2955 5636**
sumago@sumago.com.br